대한민국 최초 입덧 완화 설명서

행복한 입덧

입덧 완화를 기원하며

_____ 님께 드립니다.

대한민국 최초 입덧 완화 설명서

행복한 입덧

펴낸날 초판 1쇄 2107년 2월 27일

지은이 한정열, 이건호

펴낸이 강진수
편집인 이로운
디자인 지선 디자인연구소
사진 조은선
요리 어시스트 박상지
장소협찬 샘표 지미원

인쇄 (주)우진코니티

펴낸곳 북스고 | **출판등록** 제2016-000197호 2016년 7월 28일
주소 서울시 중구 충무로 5가 19-9 부성빌딩 10층 | **전화** (02) 6403-0042 | **팩스** (02) 2275-6590

ⓒ 한정열 · 이건호, 2017

- 이 책은 저작권법에 따라 보호를 받는 저작물이므로 무단 전재와 무단 복제를 금지하며,
  이 책 내용의 전부 또는 일부를 이용하려면 반드시 저작권자와 북스고의 서면 동의를 받아야 합니다.
- 책값은 뒤표지에 있습니다. 잘못된 책은 바꾸어 드립니다.

ISBN 979-11-960119-0-1   13590

책 출간을 원하시는 분은 이메일 booksgo@booksgo.co.kr으로
간단한 개요와 취지, 연락처 등을 보내주세요.
Booksgo는 미래를 지향하는 멀티 콘텐츠 출판 브랜드입니다.

대한민국 최초 입덧 완화 설명서

행복한 입덧

한정열·이건호 지음

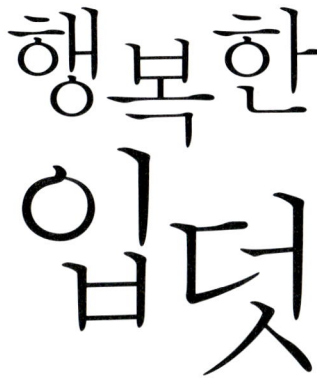

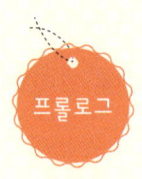

프롤로그

　지난 연말에 입덧에 관한 책을 내면 좋겠다는 출판사 관계자의 제안이 있었습니다. 마더세이프전문상담센터 운영과 더불어 곧 마무리 지어야 되는 식약처 연구사업과 관련해 바쁘기도 하고, '입덧에 관한 내용이 책 한 권으로 출판할 만큼 내용이 될까?' 하는 의구심이 들어 주저했었습니다.

　하지만, 최근 입덧 치료약이 새롭게 국내에서 승인되는 등의 변화가 있어 이를 소개하고 실제로 이 약 외에도 입덧에 도움이 될 수 있는 유용한 정보들을 정리해 임신부와 의료인들에게 정보를 전달하는 것도 의미가 있겠다싶어 출간을 결심하게 되었습니다.

　임신부가 입덧하는 것, 임신했으니 당연하다고 생각하기

쉽습니다. 실제로 임신부 입덧의 빈도를 조사해 보니 국내에서도 외국과 마찬가지로 80%이상의 임신부가 입덧을 하는 것으로 나타났습니다. 달리 이야기하면 전 인류가 입덧을 대부분 경험하는 셈이지요.

그렇다면 입덧의 원인은 무엇일까요? 제가 이 책을 통해 언급하는 내용들을 보면 명확히 알 수는 없어도 아마도 이런 이유 아닌가 하고 추정할 수 있지 않을까라고 학계에서 심증을 가지고 연구하고 있는 것들을 소개했습니다. 크게 유전, 호르몬 그리고 헬리코박터파일로리 같은 감염이 포함되며 복합적으로 이들 3가지 요인이 상호 작용하는 것으로 파악하고 있습니다. 물론 개개인 마다 요인은 다를 것 같습니다. 마치 임신부 개개인의 입덧 증상이 다른 것 처럼요.

입덧을 하는 임신부들 중에서도 정도의 차이가 많습니다. 가볍게 울렁거리고 뭘 좀 먹으면 속이 더 편한 가벼운 정도로 경증이라 할 만한 분은 30%정도 되지만, 하루 종일 토하고, 헛구역질하고 물도 못 마시고 잠도 잘 자지 못할 정도로 심한 경우도 5%나 됩니다. 아기랑 나누는 태담도 마냥 즐거워야 할 임신이 배타고 풍랑을 만나 멀미를 심하게 하는 것처럼 언제 배가 육지에 닿는지만 마냥 기다리는 신세가 되는 것은 참으로 불행한 일입니다.

입덧이 심하신 분들은 음식 냄새와 사람냄새도 역겹고, 심지어 밝은 불빛조차도 싫어하게 됩니다. 그래서 고립되고 우울증에 빠지기도 하지요. 결국 적지 않은 임신부가 임신중절을 생각하고 실제로 3%는 임신중절을 하는 것으로 나타나고 있습니다.

이렇게 입덧이 심한 경우에 태아는 어떤 영향을 받을까요? 저체중, 조산아, 신생아 고혈압, 그리고 태아사망이 발생할 가능성이 증가합니다. 그리고 심지어 초기 입덧이 심해서 엽산제를 복용하지 못한 경우 선천성기형이 증가하는 것으로 나타나고 있습니다.

 이 책은 입덧을 완화하기 위한 다양한 방법들을 제시하고 있습니다. 책에서 제시하는 방법들을 적용하는 것은 어렵지 않고 쉽게 임신부들이 도움을 받을 수 있는 내용들입니다. 예를 들면 식이요법에서 오심을 유발 할 수 있는 복부팽창을 줄이기 위해서 1~2시간마다 소량으로 먹고 고형음식과 음료를 분리해서 먹고, 맵고 기름진 음식을 피하는 것만으로도 심하지 않는 경우는 도움이 됩니다.

 이렇게 스스로 입덧을 완화하기 위해서 노력하는 경우에도 입덧이 좋아지지 않는다면 어떻게 해야 할까요? 이땐 병원에 가서 전문적인 진단과 상담, 그리고 치료를 받아야 합니다. 우선은 입덧으로 인해 체중이 2kg이상 빠지지 않았는지, 입덧이 심한 경우에 나타나는 케톤이 소변으로 많이 나오지는 않는지 그리고 탈수증상이 있는지 점검해야 합니다.

 병원에 가야 하는 이유는 또 있습니다. 혹시 다른 궤양증 같은 위장관질환, 뇨독증 같은 비뇨생식기계질환, 중추신경계종양 같은 신경성질환 등이 있어서 이런 입덧 증상이 나타나는 것은 아닌지를 파악해야 한다는 것입니다.

　이 책에서는 캐나다의 마더리스크프로그램에서 제안하는 알고리즘을 소개하고 있습니다. 의학계에서 이 알고리즘은 이견 없이 받아들여지고 있습니다. 특히, 미국산부인과학회(ACOG)등에서 첫 번째 치료 약물로 디클렉틴을 권하고 있는데요, 이는 미국 FDA에서 2013년 승인되고 태아안전도 A등급을 받은 바 있습니다. 다행히 이 약은 식품의약품안전처에서 승인하여 지난 9월 이후에 국내에서도 처방이 가능하고 많은 임신부들이 도움을 받고 있습니다.

　입덧 완화를 위한 비약물, 약물요법을 소개할 뿐만 아니라 유명 쉐프인 이건호 셰프가 참여하여 입덧 임신부에게 위로가 되고 영양적으로도 도움이 되는 여러 음식 레시피를 소개하고 있다는 것도 이 책을 눈여겨 볼만한 이유입니다.

　임신은 생의 한가운데서 부부가 함께한 공동의 보물입니다. 이럴 때 입덧은 부부가 공동의 보물을 지키기 위한 위기이자 기회라 생각됩니다. 입덧은 부부가 같이 한다고 하지만, 그래도 조금 더 입덧에서 자유로운 남편이 여기에서 제안한 레시피를 만들어 아내에게 보여주고 드실 수 있게 한다면 그 배려는 평생 아내와 아이 모두에게 도움이 되어 남편 자신에게 커다란 리워드가 되지 않을까 생각됩니다.

  항상 임신부 대상 강의 때마다 하는 이야기로 맺음을 하겠습니다. '인생에서 가장 중요한 시기는 임신해 있는 지금입니다. 뱃속의 아이는 엄마와 아빠의 과거와 현재의 전부일 뿐만 아니라 미래의 전부이기 때문이기 때문입니다.'

2017. 2월

한국마더세이프전문상담센터 센터장 한정열

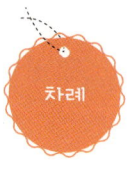

차례

프롤로그 ... 04

Chapter 1
입덧은 질병일까요?

- **part 1** 입덧, 견뎌야 하나요? 치료해야 하나요? ... 14
- **part 2** 입덧은 왜 생길까요? ... 22
- **part 3** 입덧을 유발할 수 있는 질환 ... 27
- **part 4** 입덧의 다른 증상은 없나요? ... 35
- **part 5** 입덧을 줄이는 방법 ... 42
- **part 6** 입덧을 치료해 주는 약도 있나요? ... 66
- **part 7** 입덧 완화 식품 가이드 ... 71

Chapter 2
임신부의 또 다른 고민들

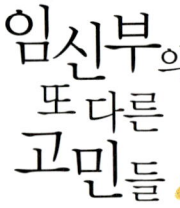

- **part 1** 고령임신부의 걱정 ... 82
- **part 2** 임신 기간의 운동, 그리고 영양 ... 91

특급셰프와 함께 하는 입덧 잡는 요리

아내를 위한 요리, 남편이 하는 입덧

- **part 1** 정성이 명약, 남편이 해 주는 '일품요리' … 110
- **part 2** 시원함으로 입덧 잡는 '냉채요리' … 128
- **part 3** 달콤한 목 넘김 '마실거리' … 142
- **part 4** 틈날 때마다 먹는 '디저트' … 152

입덧, 그리고 약물 복용에 대한 궁금증

- **part 1** 입덧케어와 영양제 복용 … 164
- **part 2** 임신·수유 중 약물 및 케미칼에 대한 궁금증 … 169
- **part 3** 임신 중 앓는 만성질환과 약물복용 … 181
- **part 4** 예비임신부와 예방접종 … 187

Chapter 1

입덧은 질병일까요?

Part 1

입덧, 견뎌야 하나요?
치료해야 하나요?

입덧은 엄마들이 겪는 산통과 같이 어쩔 수 없이 겪어야 되고,
독이 든 성배처럼 그냥 견뎌내야 하는 증상이 아닙니다.
80%의 임신부가 겪는 흔한 증상이기에 무심코 지나칠 수도 있겠지만,
이중 5%는 입덧으로 인해 씻을 수 없는 상처를 본인과 아이에게 줄 수 있기 때문입니다.

입덧,
엄마가 되기 위한 통과의례?

입덧을 떠올리면, '우욱~웁'하고 구역질 하는 드라마 속 새댁의 모습이 떠오르기 마련입니다. 보통은 화면을 보면서 임신부의 고통보다는 '주인공이 아이를 가졌구나'하면서 같이 기뻐하기도 하고, 소위 말하는 막장드라마라면 '그럴 줄 알았어!'하면서 얽히고설킨 인물들의 갈등이 '임신'을 통해 더욱 복잡해질 것을 예상했다는 듯 무릎을 치기도 합니다.

구역질을 해대는 드라마 속 여주인공 모습에서 임신을 유추할 정도로 입덧은 임신을 기다리는 예비엄마들에게 임신을 확인시켜 주는 축복의 상징으로 여겨집니다. 하지만, 입덧은 새로운 생명 잉태라는 위대한 일을 해내기 위해 당위성을 가지고 겪어야할 통과의례는 아닙니다.

결론적으로 말씀드리자면, 입덧은 임신부의 80%가 겪게 되는 매우 흔한 증상이면서, 효과적으로 예방하고 치료해야 할 질환입니다. 또 효과적으로 예방하고 치료할 수 있는 질환입니다. 입덧이 축복이라는 생각에 그 고통을 감내하는 사람도 있고, 새로운 생명을 가졌다는 기쁨에 그 고통을 인지하지도 못하고 지나가는 사람도 많습니다. 하지만 입덧이 심할 경우 임신부 영양 상태의 불균형을 불러일으킬 수도 있고, 임신중독증이나 탈수증상등 임신부 관련 질환을 발생시키거나 악화시키고, 심한 경우 저체중아 출산, ADHD(과잉행동증후군), 소아비만 등 아이의 성장과정에서도 문제가 발생할 수 있기 때문에 입덧을 예방하고 줄이는 방법은 임신부라면 필수적으로 체크해야 할 사항입니다.

왜 '아침병'일까요?

서양에서는 입덧을 'Morning sickness(아침병)'라고 부릅니다. 말 그대로 해석하면 '아침병'이라고 할 수 있죠. 그렇지만, 실제로 입덧을 '아침병'이라고 부르는 것은 적당하지 않아 보입니다. 물론 아침에 가장 증상이 심한 것은 사실이지만, 대부분은 아침부터 잠들기 전까지 증상이 계속됩니다. 다른 별칭을 붙이는 것이 훨씬 좋겠다는 생각도 드는데요.

밑에 연구결과를 살펴보면 입덧은 실제로 밤 늦게부터 아침까지는 상당히 증상이 덜 한 것을 알 수 있습니다. 오

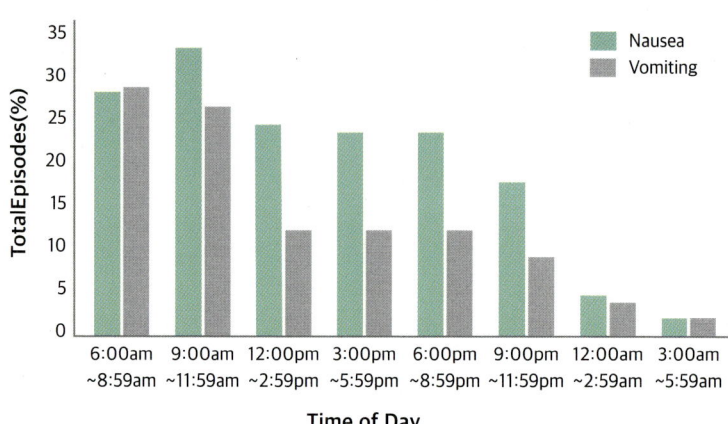

Gadsby R et. Br J Gen Pract.1993

히려, 아침부터 증상이 심해져 잠들기 전까지는 꾸준히 임신부를 괴롭히고 있는 것으로 분석됩니다. 아침부터 임신부를 괴롭힌다고 해서 '아침병'이라고 불리게 된지도 모르겠습니다.

앞에서 입덧은 아주 흔한 질환이라고 말씀드렸습니다. 실제로 입덧을 경험했다고 하는 여성은 제가 조사했던 517명중 417명(80.7%)에 이를 정도로 흔했습니다. 오히려 안하는 것이 이상할 정도죠.

입덧을 시작한 시기는 평균 임신 6주경 정도 이지만 임신 4주부터 시작하는 경우도 많습니다.

    입덧이 가장 심한 시기는 9주경이며 입덧이 사라지는 시기는 대부분 15주경입니다. 문제는 이후에도 입덧을 계속하는 경우입니다. 안타깝게도 입덧을 겪는 임신부의 10% 정도는 15주가 지나도 지속됩니다.

내 입덧, 유난스러운 것일까요?

입덧의 주증상은 모두 잘 알고 계실겁니다. 오심, 구토 그리고 헛구역질이 주 증상인데요, 이를 점수화해서 입덧의 중증도를 평가하는 방법이 바로 퓨크(PUQE: Pregnancy Unique-Quantification of Emesis) 스케일입니다. 캐나다 토론토대학 마더리스크프로그램의 코렌(Koren)교수가 개발했는데, 평가방법이 간단하고 병의 경중을 살필 수 있는 중증도를 잘 반영해서 자주 쓰이고 있습니다.

평가는 24시간 내 오심, 구토, 그리고 헛구역질 증상을 정도에 따라서 1~5점으로 구분해 평가합니다. 총합이 3~6

점은 경증(mild), 7~12점은 중정도증(moderate), 13~15점은 중증(severe)으로 판단하게 됩니다.

	전혀 없음	1시간 이하	2~3시간	4~6시간	6시간 초과
1. 지난 24시간에 얼마나 오랫동안 오심을 느꼈는가?	1점	2점	3점	4점	5점
2. 지난 24시간에 몇번이나 구토를 했는가?	구토 하지 않음	1~2회	3~4회	5~6회	7회이상
	1점	2점	3점	4점	5점
3. 지난 24시간에 몇번이나 헛구역질을 했는가?	헛구역질 하지 않음	1~2회	3~4회	5~6회	7회이상
	1점	2점	3점	4점	5점

연구결과에 따르면, 국내 임신부의 경우 경증이 37%, 중정도증이 56%, 그리고 중증이 7%이었습니다. 특히, 중증의 경우는 체중감소나 탈수가 심해 입원을 통해 약물 치료가 필요할 정도로 심각한 상태일 수 있으므로, 자신의 중증도를 잘 따져보는 것도 중요합니다.

 '오심'이란?

위 속이 불편하고 토할 것 같은 느낌을 오심이라고 한다. 구역질과 같은 의미다. 보통 구토가 뒤따르며, 정상적으로 많은 양의 침의 분비로 인해 생긴다.

Part 2

입덧은
왜 생길까요?

입덧의 원인은 명확하지 않습니다.
그냥 몸 안에 새로운 생명이 움트기 시작해 생길 수밖에 없는
소화불량과 같은 증세로 다들 치부해버리고 말지요.
그렇지만, 그렇게 가볍게 여기기에는 임신부와 아이가 겪을
스트레스가 너무나 심각할 수 있습니다.

과학적으로 살펴본 입덧의 원인

　　입덧의 원인은 크게 3가지 요인이 작용하는 것으로 추측하고 있습니다. 우선 유전적 요인과 가장 의심되고 있는 호르몬의 변화, 그리고 감염 등이 원인으로 손꼽히고 있죠.

　유전적 원인의 증거로는 쌍둥이의 경우를 살펴보면 쉽게 이해가 됩니다. 노르웨이의 한 연구를 소개하겠습니다. 유전적으로 일치하는 일란성 쌍둥이(쌍태아)로 태어나 임신한 여성들과 유전적으로 다른 이란성 쌍둥이로 태어나 임신한 여성을 놓고 입덧의 경험에 대해 비교 분석을 해봤습니다.

그 결과 유전적으로 일치하는 일란성 쌍둥이는 입덧의 양상과 약물 치료 경험에 있어서 서로 많은 유사성을 보였습니다.

또한, 임신 중 입덧을 경험한 엄마에게서 태어난 딸이 임신될 때 입덧이 생길 확률은 그렇지 않은 여성보다 3배 이상 더 많은 것으로 나타나기도 했습니다.

다음은 호르몬 문제에서 입덧의 원인을 살펴볼까요? 입덧과 관련 있는 것으로 추측되는 호르몬으로는 주로 태반에서 나오는 호르몬들로 프로게스테론, 에스트로겐, 프로스타글란딘, 갑상선호르몬, 세로토닌, 그리고 생식선 자극호르몬(human chorionic gonadotropin, hCG) 등이 있습니다. 듣기만 해도 어려운 단어들이죠?

 TIP   hCG란?

인간 융모성 생식선 자극호르몬(human chorionic gonadotropin; hCG)은 당단백질 호르몬의 일종으로 임신시 태반의 영양막 세포에서 만들어진다. 사람 융모성 생식선 자극호르몬이라고도 불리고, 임신이 지속될 수 있도록 하는 기능을 한다. 착상 이후부터 2개월 정도까지 급격히 분비되다가 3개월 이후부터는 낮은 농도로 유지된다. 임신 진단 검사에 이용된다.

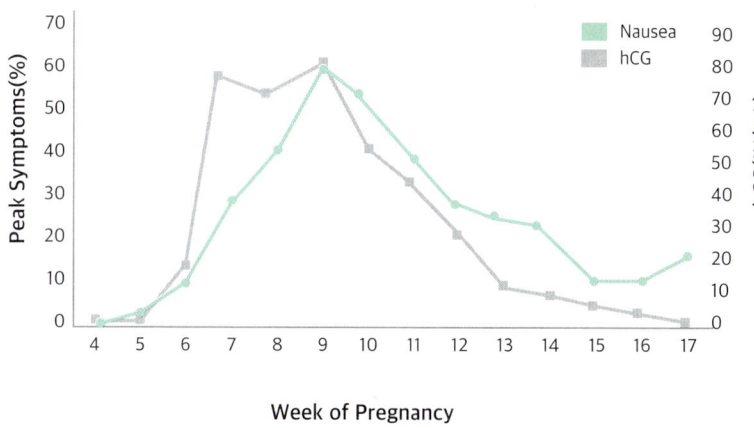

1. Gadsby R. et al. Br J Gen Prack 1993: 43:245-248
2. Yoshimura and Hershamn. Thyroid 1995;5:425-34.

 사실 이중 상당히 연관성이 높은 것으로 의심 받는 것이 hCG입니다. 위 그림을 보면 입덧의 경과와 hCG의 혈중 수준과 거의 일치하는 것을 보실 수 있습니다.
 hCG호르몬 분비를 많이 할 수 있는 태반이상인 포상기태, 다태아(쌍둥이, 세쌍둥이 등)인 경우 입덧이 더 심하다는 것도 hCG를 가장 의심하는 이유입니다.
 그리고 감염에 대한 얘기로는 우리가 정말 많이 알고 있는 헬리코박터 파이로리균(Helicobacter pylori)이 관련됩니다. 미국 푸에르토리코 폰스 위장병학연구소의 닐다 산티

아고 박사는 입덧은 위염, 위궤양을 일으키는 헬리코박터 파일로리균이 원인이라는 연구 결과를 미국위장병학회 연례회의에서 발표한 바가 있는데요.

연구팀이 입덧이 심한 미국인 임신부 45명을 대상으로 헬리코박터균 검사를 실시한 결과 전체의 89%가 헬리코박터 파일로리균에 감염돼 있었답니다. 입덧이 심하지 않은 44명은 3명만 헬리코박터 파일로리균에 감염돼 있었구요. 입덧이 심한 정도와 감염된 헬리코박터 파일로리균의 양과 비례한 것에서 헬리코박터 파일로리균을 강하게 의심하게 되었습니다.

아직 위 세 가지 원인에 대한 얘기들은 가설단계입니다. 강한 심증은 있는데, 확실한 증거를 잡지는 못한 상태라는 것이죠. 예를 들어 헬리코박터 파일로리균이 입덧을 직접적으로 유발하는지 아니면 입덧으로 위산이 역류하면서 식도 점막이 약해져 헬리코박터 파일로리균에 잘 감염되는 것인지도 살펴봐야 하는 것이 연구자들의 숙제입니다.

Part 3

입덧을 유발할 수 있는 질환

임신 중 오심, 구토, 헛구역질이 나타나면 입덧을 의심할 수 있습니다.
하지만, 꼭 이런 증상들이 입덧의 증상이라고만 생각할 수는 없는 노릇입니다.
입덧이 아닌 다른 질병으로 인해 입덧과 같은 증상이 나타날 수도 있기 때문입니다.
임신부들이 입덧이라고 착각해 병을 키우는 경우도 많습니다.

닭이 먼저?
달걀이 먼저?

임신부가 구역과 구토 등을 겪는 것에 대해 으레 입덧이라고 생각하고 넘어가기 쉽습니다. 그러나 꼭 입덧만의 증상이라고 생각할 수는 없습니다. 위장질환이 원인일 수도 있고, 임신중독증과 같은 심각한 질환의 증상으로 나타날 수 있습니다.

'어차피 이렇게 겪으나 저렇게 겪으나 증상은 같으니 참고 넘어가도 되지 않나?'라고 생각할 수 있겠지만, 정확하게 진단하지 못한다면 질병은 질병대로 악화되고, 입덧 증상 역시 계속 악화되는 악순환을 되풀이 할 수 있습니다.

임신부는 늘 세심한 진찰이 필요합니다.

우리나라 사람들은 대부분 한 두가지씩 위(胃) 관련 질환을 안고 살아갑니다. 한번쯤 복통이나 속쓰림을 경험하지 않는 사람이 없을 정도로 위장질환은 흔한데요. 실제로 위장질환은 병원을 찾는 환자의 절반 이상을 차지하는 질병이며, 전체 인구의 10% 이상에서 발생하는 아주 흔하면서도 광범위한 질환입니다.

아래 〈표〉는 위장질환의 종류와 차이점을 알기 쉽게 정리했습니다. 입덧과 관련 있는 위장관계 질환은 △위장관염 △위기능저하증 △식도이완불능증 △담도질환 △간염 △장폐쇄증 △소화성궤양증 등이 있습니다.

이밖에도 앞서 언급한 바 있는 헬리코박터 파일로리 감염과 췌장염, 맹장염 등도 입덧 증상을 유발할 수 있는 질환이기 때문에 반드시 전문의의 상담과 진찰을 받아보는 것이 좋습니다.

비뇨생식기계 질환도 예외는 아닙니다. 신우신염, 뇨독증, 난소염전(torsion), 신결석, 소퇴성 자궁근종 등도 입덧 증상과 유사한 증상을 보입니다.

갑상선기능저하증, 갑상선기능항진증, 당뇨성케토산증,

포피린증, 에디슨병도 입덧 증상과 유사성을 띄는 만큼 임신을 한 여성은 산부인과를 정기적으로 방문해 진단을 받는 것을 권장합니다.

위장질환의 종류와 특징

위장질환 종류와 차이점	
표제성 위염	위장점막 표층에 염증이 생긴 경우
	음식 조심하고 휴식 취하면 호전됨
미란성 위염	위장점막 염증이 심해진 상태
	치료하지 않으면 출현이나 궤양 진행
출혈성 위염	염증이 혈관을 손상시켜 발생함
	피를 토하고 복통 있어 빨리 치료해야
위축성 위염	염증 상태 오래 지속돼 위 점막이 위축
	만성 소화불량, 매스꺼움 압박감 지속
비후성 위염	위장 점막의 주름이 굵어지는 경우
	암의 전조로 주기적 관찰과 치료 필요
화생성 위염	위장 점막이 오랫동안 자극 받아 변화
담즙 역류성 위염	담즙 역류하며 위장점막 자극해 발생
	소화불량과 함께 통증을 동반함
위식도 역류	위산이 식도로 역류해 속 쓰리고 더부룩
위 궤양	위 점막이 위점막하층 이상으로 깊게 파임
소화성 궤양	위산 분비로 위나 십이지장에 궤양 생김
십이지장 궤양	십이지장에 생긴 양성 궤양, 젊은층 많음
정상피화생	위 점막이 소장·대장 점막 모양으로 바뀜
위암	위축성 위염 환자의 10%에서 암으로 진행
	정상피화생·이형성 진단 때 암 발병 가능성 높아
	헬리코박터 감염 땐 위암에 걸릴 확률 1~2%
위염·궤양·위암 증상차이	
위염	식사 후 윗배 아프고 매스꺼움. 구토, 설사
궤양	명치 밑·상복부·배꼽 주위통증. 혈변
위암	상복부 불쾌감, 통증, 소화불량 체중 감소

임신중독증과
지방간 요주의!

임신관련질환은 특히 주의해야 합니다. 산모는 물론 태아에도 위협이 되고, 때로는 임신을 포기하거나 사망에 이를 만큼 예상치 못한 치명적 질환이 발생할 수 있기 때문입니다.

::임신성 급성지방간

임신에는 다양한 합병증이 따릅니다. 심한 경우 임신부는 물론 태아에게도 큰 위협이 되지요. 특히 임신 중에는 간에 지방질이 많이 생기면서 간 기능이 급격히 떨어집니다. 이로 인해 급성 지방간이 발생할 위험이 커지는데요. 임신성 급성지방간은 주로 임신 말기나 분만 직후에 나타나는 심각한 임신관련 합병증입니다. 임신부 10만명 중 한 명으로 매우 드물긴 하지만, 산모 사망률의 약 50%를 차지하는데다, 태아나 신생아 사망률도 매우 높아 경각심을 가져야 합니다.

급성 지방간의 증상은 입덧과 같이 속이 메슥거리는 느낌이 며칠간 이어지고 심하게 토하며 명치끝과 머리가 매우 아픕니다. 그래서 입덧과 헷갈리기 딱 쉽지요. 입덧과 다른 점은 간이 위치한 오른쪽 배와 가슴의 주변 부위를 누르면 통증이 있다는 것입니다. 급성 지방간은 치료하지 않고 방치하면 아주 짧은 기간에 심각하게 증세가 나빠집니다.

 요독증이란?

신장에서 질소 화합물이 소변을 통해 배출되지 못하는 증상으로, 즉 신장기능의 이상이나 소변의 체외 배출이 방해 받는 모든 질환으로 인해 생긴다. 초기 증상으로는 야뇨증, 수면장애, 피로감, 소화장애 등이 나타나고, 구역, 구토, 식욕부진, 복통, 변비는 물론 두통과 집중력 저하 등 전신에 걸쳐 증상이 나타날 수 있다.

황달이 생기고 정신이 몽롱해지다가 의식이 없어지기도 하고, 자극을 줘도 반응하지 않게 됩니다. 혈액 응고 인자가 줄어들고 소모성 혈액 응고 장애가 생기면 피를 토하기도 하고, 주사를 놓은 곳 등 상처가 난 곳의 피가 멈추지 않을 수도 있습니다. 신장 기능도 나빠져 소변이 줄어들고 전혀 나오지 않는 정도로 심해지면 요독증이 생기게 되는 악순환이 계속됩니다.

이렇게 산모의 상태가 급격하게 나빠지는 만큼 태아도 뱃속에서 사망할 가능성이 커지는데요. 출생했더라도 열이 심하게 나다가 상태가 악화되면서 며칠 안에 사망하는 것이 대부분입니다. 사망원인은 심한 간 기능 저하와 이와 동반하는 소모성 혈액 응고 장애, 콩팥 기능 장애, 저혈당증, 급성 췌장염 등이 있습니다.

생각만해도 안타까운 이런 일들을 예방하기 위해서는 초기에 대처하는 것이 최선입니다. 속이 메스껍고 구역질이 난다면 즉시 병원을 찾아야 합니다. 특히 산모들은 이런 증상을 입덧 탓으로 치부하는 경우가 많기 때문에 더욱 주의를 기울여야 합니다.

::임신중독증

임신중독증은 임신 기간 중 혈압의 상승과 함께 소변에서 단백질이 검출되는 질환입니다. 산모는 경련과 더불어 발작, 혈액응고 이상, 신장기능의 이상, 출혈과 같은 질환을 일으키기도 하며, 태아에게는 발육부전, 조산, 자궁 내 태아사망을 일으킬 수 있는 무서운 질환입니다.

전 세계적으로 매년 약 5만여 명의 여성이 임신과 동시에 겪는 고혈압 질환 때문에 사망한다는 사실을 생각하면 더욱 각별한 주의가 필요합니다.

Part 4

입덧의
다른 증상은 없나요?

입덧은 구토와 오심증상만 있는 것은 아닙니다.
물론 구토와 오심을 떼어놓고 생각할 수도 없습니다.
입덧을 슬기롭게 극복하지 못하면 연쇄적으로 몸에 이상이 나타나기 마련입니다.
우선, 음식을 잘 먹지 못하면 탈수가 발생하고, 임신부와 아이에게
치명적인 영양결핍 등 위험한 상태를 초래할 수 있습니다.

임신부의 탈수는 왜 위험한가요?

우리 몸의 구성 성분 중 가장 많은 부분을 차지하는 것은 다름 아닌 '물'입니다. 물이 차지하는 비율은 성별이나 나이, 지방함량에 따라 다르지만 신생아의 경우 최대 80%에 달하고, 나이가 들수록 서서히 감소합니다.

이렇게 체액은 우리 몸의 구성성분 중 가장 많은 부분을 차지해서 옛날부터 좋은 물을 많이 먹어야 건강하다는 말이 돌 정도입니다. 이렇듯 물은 생명활동에 필수적인 만큼 여러 가지 복잡한 생리적 기전에 의해 일정하게 유지됩니다.

임신부가 겪을 수 있는 '탈수'는 말 그대로 몸에 필수적인 체액이 부족한 상태를 말합니다. 보통은 구토나 설사를 많이 한 경우, 많은 땀을 흘린 경우, 물과 음식의 섭취가 부족한 경우, 당뇨병이나 신장병 환자이면서도 잘 관리하지 않은 경우 등에서 탈수를 의심할 수 있습니다.

임신부의 경우는 대부분 잘 먹지 못해 탈수를 겪습니다. 입덧으로 인해 물조차 잘 마시지 못하고, 마침내 전해질 불균형과 대사장애가 더 심해져 가는 악순환을 방치하면 자연스럽게 체액의 밸런스가 깨지게 됩니다. 체액이 부족한 상태가 지속되면 유산이나 조산, 신생아 기형 등 심각한 결과를 초래할 수 있습니다.

탈수증상이 가벼운 경우는 이온음료와 같은 스포츠 음료 등을 먹는 것이 방법이지만, 의식이 없거나 경련, 발작이 있는 경우는 빨리 병원을 찾아 전해질을 보충하는 치료를 받아야합니다.

 전해질이란?

물 등의 용매에 녹으면, 이온화하여 음이온과 양이온으로 나뉘어 전기가 통하는 물질이다. 우리 몸의 체액은 전해질로 구성되어 있다. 따라서 탈수가 났을 때 아무리 물을 마셔도 소용이 없다. 탈수증상에는 스포츠음료 즉, 이온음료를 마시라는 이유다.

임신부 어지러움에는 '철분'

임신중기에 접어들면 태아에게 옮겨가는 영양분이 기하급수적으로 늘어납니다. 태아가 음식을 먹는다고 해도 과언이 아닙니다. 그래서 입맛이 없더라도 균형 잡힌 식사를 충분히 하는 것이 좋습니다. 여기에 빠지지 말아야 할 것이 철분제를 복용하는 것입니다. 또한 빈혈이 있다면 카페인이 든 커피나 홍차, 콜라 등을 피하고 철분제를 추가하는 것이 도움이 됩니다.

한편, 자기도 모르게 잠이 드는 일도 생길 수 있습니다. '기면'은 참을 수 없이 졸린 증상을 뜻합니다. 잠을 잘 때가 아닌데도 시도 때도 가리지 않고, 심하면 기절하듯 잠드는 것이 기면증상입니다. 보통은 임신부가 '갑상선기능저하증'에 걸리게 되면 기면증을 앓을 수 있습니다. 심한 경우 수면 중 근육마비는 물론 착란이나 발작을 일으킬 수 있어 주의해야 합니다.

하지정맥류는 발끝을 돌아 나온 혈액이 심장으로 올라가지 못하고 하지에 머무르게 되면서 종아리 피부 밑에 있는 가느다란 정맥이 본래 크기에 비해 비정상적으로 늘어나 커진 것을 말합니다. 미용상으로도 보기 좋지 않아 심적 스트레스도 가중되기 마련입니다.

잘 모르는 사람들은 이를 단순 힘줄이라고 아는 경우도 있지만, 힘줄이 아니라 혈관이 정체되어 있는 상태라는 것을 명심해야 합니다. 무엇보다 하지정맥류는 신체 움직임이 덜한 임신부에게서 쉽게 나타나는 것이 특징입니다.

입덧, 병원에 가야할 경우는?

입덧 때문에 병원에 가야할 타이밍은 언제일까요? 보통의 남편들은 그 고통을 모르기 때문에 유난을 떤다고 할 수도 있지만, 입덧은 분명 치료해야할 질병이고, 방치하면 큰 부작용을 초래할 수 있으므로, 부부가 함께 언제 병원에 가야 할지를 분명히 알아두는 것이 좋습니다.

입덧이 심해 병원에 가야 할 때는 △아무것도 입에 넣을 수 없을 때(물 포함) △체중이 줄어들 때 △증상이 심해 일상생활이 불가능하다고 느낄 때입니다.

최근에는 입덧 전용 치료제가 국내에도 출시되어 처방하

고 있는데, 약 복용에 대한 안전성을 염려하는 사람도 있습니다. 하지만, 이 입덧치료제의 경우 미국 FDA의 최고 안전성 등급인 'A'를 받아 안심해도 됩니다. 이는 임신부가 기형을 예방하기 위해 복용하는 '엽산'과 같은 등급이라 안전합니다.

특히, 치료가 필요할 정도로 입덧이 심한 여성은 8개월 이전 조산아로 출산할 위험이 23% 높다는 연구 결과(모체-태아·신생아 의학저널)도 있습니다. 임신부의 삶의 질 저하 문제는 말할 것도 없겠지요.

외국의 한 조사에 따르면 '극심한 입덧으로 고통 받아 임신 중절을 고려한 적 있다'고 응답한 산모가 13%나 되고, 이중 3%는 실제로 임신 중절을 했습니다.

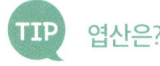 엽산은?

비타민의 일종으로, 비타민B_9 또는 비타민M 이라고도 불린다. 태아의 신경과 혈관 발달에 중요하기 때문에, 가임여성과 임신부에게 권장된다.

Part 5

입덧을
줄이는 방법

입덧이 심해도, 당연하게 여기거나 병원 치료가 태아에게
안 좋은 영향을 준다고 생각해 치료를 꺼리는 경우가 있습니다.
심한 입덧을 방치하면 탈수현상 · 영양결핍 · 전해질 불균형 등
임신부와 태아에게 나쁜 영향을 줄 수 있습니다.
이는 저체중아 출산이나 조산과 관련이 있으며, 산모의 체력을 저하시킵니다.

식습관에
변화를 주자

임신하면 당연히 먹는 것에서부터 변화가 일어나기 마련입니다. 양적으로 질적으로도 변화가 필요하지만, 또 뜻하지 않게 음식을 못 먹는 경우가 생기는데, 바로 '입덧' 때문이겠죠? 음식을 먹는 것이 힘들다면, 음식을 먹는 패턴이나 습관을 바꿔보는 것이 도움이 됩니다. 꼭 정해진 시간에 정해진 양을 먹으려는 강박관념을 일단 버리시는 것이 좋습니다.

매끼 정해진 시간에
먹을 필요 없어요

한 끼 한 끼 챙겨먹기 힘들다면 1~2시간마다 적은 양으로 먹고, 입에 당기는 간식을 자주 먹으면 됩니다. 일단 먹고 싶은 것은 바로 먹고 보는 것이 중요하겠죠?

이때 식사에는 단백질을 포함한 견과류와 유제품을 추가하는 것이 좋습니다. 이는 혈당의 균형에 도움을 줄 뿐만 아니라 위산분비를 억제시켜주기 때문입니다.

폭식은 금물

　　　　복부가 팽창되면 당연히 오심이 유발되고 결국 구토로 이어질 수 있습니다.

　또한, 고형음식(씹어서 삼켜야 하는 모든 음식)과 음료를 분리해서 먹는 것이 좋고, 음료는 식사와 간식 전후 20~30분에 마실 것을 권장합니다.

지방이 많은 음식은
피해야

지방은 사실 인간에게 꼭 필요한 영양소입니다. 하지만 임신부에게 지방이 많이 있는 음식은 소화 시간이 오래 걸려 소화기관의 움직임이 느려지고 위산분비를 증가시킵니다. 지방이 많은 대표적 음식은 튀긴 음식, 고기의 비계, 쇼트닝과 마아가린 등입니다.

맵고 기름진 음식은 멀리

입맛이 없고 구토가 나는 경우는 보통 자극적인 음식이 도움이 된다고 생각하시는데요. 입에서는 도움이 될지 몰라도 위벽을 자극시켜 산분비와 담즙분비를 증가시킵니다. 결국 뇌에 있는 구토 중추를 활성화시켜 입덧을 더욱 악화시킬 수 있습니다.

구토반사를 자극하는 음식도 피해야

어떤 음식은 더 강한 냄새를 가지고 있습니다. 하지만, 모든 사람은 다르기 때문에, 본인의 미각을 덜 자극시키는 냄새를 내는 음식을 먹도록 합니다. 또한, 지나치게 배고프게 하거나 목마르게 하면, 입덧이 더 심해집니다.

맛있는 음식이라도 냄새나 온도가 마음에 들지 않는다면 일단 피하는 것이 좋습니다.

하루에 6컵까지 충분한 음료를

음료는 쉽게 섭취할 수 있는 음식의 형태입니다. 따라서 씹어 삼키는 음식을 먹는 것이 힘들다면 액체 형태의 음식을 먹는 것이 도움이 됩니다.

단, 한 번에 음료수를 많이 마시면 오심을 유발할 수 있으니 주의해야 합니다.

부족한 수분상태를 잘 유지하기 위해 찬 음료로 아이스 칩, 슬러시, 팝씨클(아이스캔디), 스무디 등이 도움이 됩니다. 또한 수분 재 보충을 위해 음료제품으로 코코넛 워터, 스포츠 드링크, 맛이 나지 않는 전해질액을 포함하는 젤로가 있습니다.

음식을 삼키지 못해 추가적인 영양이 필요하다면, 영양 또는 단백질이 포함된 음료나 보조제, 바(bars)나 푸딩을 고려해 보십시오.

변비를 해결하기 위해서는 식이섬유에 음료 그리고 필요하다면 의사의 처방을 받아 약물 치료를 병행할 수도 있습니다.

> **참고**
> - **시메티콘_** 가스제거를 해주는 의약품의 한 성분으로 태아에게 안전한 약물입니다.
>
> - **팝씨클_** 가는 막대기에 얼린 아이스캔디의 형태로 인터넷 등에서 '팝시클' 이나 '입덧캔디'로 검색을 하면 쉽게 구할 수 있습니다.
>
> - **프로바이오틱스_** 프로바이오틱스란 우리 인체에 들어가 건강에 도움되는 살아 있는 균을 의미합니다. 러시아의 과학자 Elie Mechinikoff가 불가리아 사람들이 장수를 누리는 이유가 Lactobacillus로 발효된 발효유의 섭취 때문이라는 것을 밝혀내 노벨상을 받은 이래로 프로바이오틱스의 연구는 계속되고 있습니다.

가스가 차거나 더부룩함 또는 유당분해효소결핍증이 있다면 유당이 없는 제품으로 바꾸거나 프로바이오틱스나 소화효소, 그리고 가스제거 효능을 가진 시메티콘 성분의 의약품을 처방받아 복용합니다.

생활양식(lifestyle) 변화를 주자

음식과 냄새에 대한 혐오감은 입덧의 증상을 악화시킬 수 있습니다. 이로 인해 체중감소와 탈수가 심해질 수 있는데요, 냄새가 많이 나는 경우 거실이나 직장의 사무실에서 늘 환기하는 습관을 기르고 레몬이나 오렌지와 같이 상큼한 향을 맡는 것이 좋습니다. 그리고 식사는 미지근하게 또는 차게 해서 먹는 것이 좋습니다.

∷ 식사나 간식 후에 칫솔질하는 것을 피하라.

칫솔질을 잘못하면 음식물이 역류하거나 구토를 유발해 위장에도 손상을 줄 수 있습니다.

∷ 식사 후 바로 눕지 마라.

상식적으로 누구나 음식을 먹고 바로 눕는 것은 도움이 되지 않습니다.

∷ 수면이나 휴식을 충분히 하라.

잠을 자고 휴식을 취하는 것은 마음에 안정을 주고 신진대사를 일정하게 유지시켜 입덧 완화에 도움이 됩니다.

∷ 지나치게 지치게 하는 건 금물

지나친 에너지의 소모는 임신부의 전해질 균형을 일정하게 유지하는데 독으로 작용할 수 있습니다.

∷ 침대에서 일어나기 전에 간식을

입덧이 가장 심한 때가 아침이라고 합니다. 기상 후 개운한 기분에 가장 당기는 음식을 간식으로 먹는 것도 좋은 습관입니다.

∷ 기상은 천천히 해도 돼요

아침에 일찍 일어나야 한다는 강박을 버리십시오. 침대에서 하루 종일 좋은 기분으로 있어도 누가 뭐랄 사람 없습니다. 좋은 컨디션이라면 침대에서 충분히 휴식을 취하는 것도 도움이 됩니다.

∷ 내 입에 맞는 구강청결제는?

입덧의 주 증상은 침샘 기능의 활성화입니다. 침샘에서 침이 지나치게 많이 나오면 구토와 오심을 유발할 수 있으므로, 삼키는 것보다는 꾸준히 뱉어주는 것이 좋습니다. 맘에 드는 향의 구강청결제를 자주 사용하는 것은 좋은 습관입니다.

환경을 능동적으로
바꿔보세요

가장 중요하게 나타나는 증상이 구토이기 때문에, 구토반사를 유발하는 모든 것을 가급적 피하는 것이 좋습니다. 특히, 냄새가 가장 큰 자극요인이기는 하지만, 단순히 당신이 냄새가 난다고 알고 있는 장소에 있는 것만으로, 더 심한 경우 싫은 음식의 냄새를 상상하는 것만으로도 오심에 시달릴 수 있습니다.

음식 냄새에만 해당하는 것은 아닙니다. 지하철 냄새, 스프레이, 샴푸 등 화학약품, 발 냄새 등도 당연히 포함될 수 있습니다.

우선 오심을 유발하는 환경적 요인들을 제거하는 것이 중요합니다. 가장 중요하게 제거해야 할 환경적 요인 2가지는 밝은 불빛과 흡연입니다.

흡연은 비록 간접흡연이라도 마시게 되면 태아에게 좋지 않다는 것은 누구나 알고 있습니다. 가족이나 친구들이(남편의 금연은 너무나 당연합니다) 당신 주변에서 흡연하지 않도록 부탁하십시오.

밝은 불빛은 오심과 구토를 유발할 수 있으므로 조명은 가능한 아늑하고 은은하게 다소 어둡게 유지하는 것이 좋습니다.

영양제는 복용할 때 많은 음식이나 물과 함께 복용하는 것이 좋습니다. 영양제만 따로 복용한다면, 구토반사를 자극시킬 수 있습니다.

옷을 헐렁하게 입으십시오. 옷을 쪼이게 입는 것은 당신이 숨쉬기도 힘들게 할 것입니다. 숨을 짧게 쉬면 오심을 유발 할 수 있기 때문입니다. 옷을 편안하게 헐렁하게 입는 것은 숨을 깊이 들이쉬는 데 도움을 줄 것입니다.

당신이 임신을 계획하고 있다면 체중을 줄이십시오. 임신부에게 다이어트는 가혹하다고 생각할 수도 있겠지만,

임신 중에 과체중이 되면, 에스트로겐의 수준이 높아지고 이는 결국 입덧을 심하게 할 수 있습니다. 따라서, 입덧이 걱정된다면 체중을 줄이십시오. 태아의 기형도 예방하고 건강한 아이 출산에도 절대적으로 도움이 됩니다.

 끝으로 운동을 꾸준히 하십시오. 운동은 엔도르핀이나 행복감을 느끼게 하는 화학물을 보다 많이 분비하게 합니다. 당신이 더 행복해지면, 아이는 덜 스트레스 받게 됩니다.

스트레스(Stress)와 피로(Fatigue) 피하기

잘 아시다시피 스트레스는 위장관에 영향을 미쳐 오심을 유발하게 합니다. 스트레스가 뇌의 구토중추를 자극하기 때문인데요. 따라서, 가능하면 스트레스가 없는 상태를 유지해야 합니다. 만약 불안하고 스트레스를 받고 있다면 믿을 만한 친구나 가족들과 터놓고 이야기 하는 것이 좋습니다.

또한, 스트레스를 줄여주는 요가, 명상, 좋아하는 장르의 영화감상, 그리고 화초 등을 살피는 것에 정성을 쏟아보는 것도 도움이 됩니다.

휴식을 취하라고 앞에서 말씀드렸습니다. 무작정 쉬는 것도 상당히 중요한 일입니다. 그냥 피곤하다고 느낄 때는 아무 걱정말고 쉬십시오. 다른 일들을 걱정하지 않고, 쉬는 것을 두려워하지 않는 것도 입덧을 줄이는 좋은 방법입니다.

 TIP 유산이란?

유산은 임신 20주 미만일 때 태아가 자궁 내에서 사망하거나 임신 상태가 중단된 것을 의미한다. 임신 11주까지를 초기 유산, 임신 12~20주까지를 중기 유산이라고 하며, 전체 임신부의 10~15% 정도에서 일어날 수 있다.

지압(Acupressure)과 침(Accupuncture)

지압은 침(acupuncture)과 함께 대체의학 기법입니다. 지압은 손가락, 손, 팔꿈치 또는 전기적 자극에 의해 가능한데요, 손목 위 세번째 손가락이나 4.5cm 위의 팔 안쪽에 위치한 지점을 지압하거나 침을 놓습니다. 한의학에서는 이곳이 오심과 구역을 줄여주는 키 포인트로 고려하고 있습니다. 이곳을 직접 누르거나 손목밴드(sea bands)를 착용하거나 침을 놓는다면 증상이 완화 될 수 있습니다. 최근 연구들에서 효과가 아주 크지는 않지만 안전하고 비싸지 않아서 적용해 볼만한 방법으로 추천되고 있습니다.

생강(Ginger)

생강의 뿌리줄기는 콜린, 도파민, 그리고 세로토닌을 억제함으로써 위 운동을 증가시켜 주고 헬리코박터 파일로리 균도 억제시켜줍니다. 다수의 연구에 따르면, 생강의 효과는 심한 입덧에서는 효과는 없지만 초기 임신의 오심과 구토에서 효과가 있는 것으로 나타나고 있습니다.

비타민 B₆(피리독신)

비타민 B₆는 수용성 비타민이며 아미노산, 지질, 탄수화물의 대사를 위한 필수 조효소입니다. 연구들에 의하면 비타민B₆는 무작위 대조군 연구들에서 중정도와 중증의 입덧임신부에서 위약군보다 의미 있게 입덧을 완화시키는 것으로 밝혀져 있습니다. 하루에 10~40mg을 사용시 효과가 있습니다.

칼라테라피(Color Therapy) 등 이완요법도 도움

칼라테라피는 치료가 아닌 케어의 개념으로만 이해하면 됩니다. 삶의 질 향상에 분명 도움을 주고 있는 학문 분야인데요, 수술복이 녹색이라던가, 정육점 불빛은 왜 붉은 색인지 생각하면 도움이 될 것입니다. 녹색을 보면 눈의 피로가 덜해지고 심적 불안을 느끼는 사람은 편안함을 느낄 수 있습니다. 물론 사람마다 다를 수 있으므로, 본인이 좋아하고 안정을 느끼는 색깔을 집안 환경에 적용해 보는 것이 도움이 됩니다.

::파란색

몸을 시원하게 하는 느낌을 줄 수 있습니다. 자율 신경이나 기능을 진정 시키고, 진통효과도 보일 수 있습니다. 균형과 조화의 색으로 혈액이 많아지면 혈류를 정상으로 돌리기도 합니다. 시원하고, 깨끗하고, 편안하고, 차분하고, 희망적이고, 안정적이고, 위안과 믿음을 주며, 수용적인 느낌을 제공해 마음을 제어하도록 유도하며 의학적으로도 자율신경계에 직접적인 영향력을 가지고 있어서, 사람을 차분하게 만들고 진정시키는 기능을 돕습니다. 밤하늘이나 바다를 상상하거나 볼 수 있도록 그림이나 사진을 가까이 걸어두는 것도 방법입니다.

::주황색

빨강과 노랑의 특징을 겸비한 색이며 복통, 위통, 소화불량에 효과가 있습니다. 신진대사를 활발하게 하며 갑상선의 기능을 촉진합니다. 온열 효과가 있어, 천식, 호흡질환, 위염, 위통, 복통, 소화불량 등에도 효과적입니다. 꽃밭이나 초원을 상상하면 도움이 됩니다.

∷ 핑크색(분홍색)

우리 피부색에 가깝기 때문에 근육을 이완(relaxation)시키는 효과가 있습니다. 사랑의 감정에 둘러싸이게 하여 짜증과 공격성을 줄여주는 안정되고 평온하고 온화하고 유쾌하게 하는 모성애적인 색상으로 알려져 있습니다.

∷ 초록색

신경계통의 진정 작용, 통증완화효과, 긴장완화, 최면 작용이 있습니다. 교감신경계에 작용해 혈관의 긴장을 해소시키고 혈압을 내립니다. 진정제로써 신경계에 작용하여 불면증, 피로, 과민함 등에 효과적입니다.

신선함, 평화, 자유, 휴식, 안전과 나태함, 낙천주의의 색으로 심장의 순환을 조절하고 균형을 잡는 성질이 있어서 물리적으로나 정서적으로 심장에 좋은 영향(스트레스 해소)을 줍니다.

Part 6

입덧을 치료해 주는 약도 있나요?

입덧은 생활양식 개선으로도 완화시킬 수 있지만,
생활양식 개선으로 완화 되지 않는다면 약물치료의 도움을 받을 수도 있습니다.
입덧을 완화시키기 위한 다양한 치료법이 있습니다.
이들은 단독치료로 또는 복합제로 사용되나 안전성과 효과에서는 다양한 수준에 있습니다.

입덧치료제가 약물치료의 첫 단계

<u>독시라민/피리독신</u> 복합제(디클렉틴)는 입덧 치료의 오랜 역사를 가지고 있으며 북미 임신부의 3천만 명이 사용했을 정도로 인기가 있는 입덧 치료제입니다.

미국과 캐나다에서는 입덧 치료를 위한 약물 치료 시 첫 번째로 선택하는 약물(1st line drug)입니다. 최근 미국 식품의약품안전처에서 약물의 등급 A로 가장 안전한 약물로 고시하고 있습니다.

등급 A는 영양보조제인 엽산(folic acid)과 같은 등급입니다. 식품의약품안전처에서도 2016년 9월 이후부터 임신

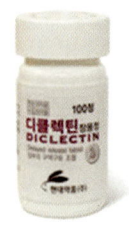

중 복용가능 하도록 승인했습니다.

디클렉틴의 복용방법은 취침 전(bed time) 2정을 복용하고 다음날 입덧 상태가 호전되는지 보고 호전되지 않으면 다음 날, 복용 3일째 되는 날 식전에 1정을 추가하고 경과를 살핍니다.

그래도 호전되지 않으면, 다음 날(4일째)오후 3~4시경 1정을 추가하게 됩니다. 그래서 하루에 총 4정 복용이 표준용량입니다. 용량이나 복용방법은 주치의와 상의하는 것이 당연합니다. 그리고, 임신부에 따라서 졸림 같은 부작용이 있을 수 있어서 운전 등 세심한 작업 시 주의가 요구됩니다.

디클렉틴에 효과가 없다면?

만약 디클렉틴에도 효과가 나타나지 않는다면 하루에 디클렉틴 4정에 추가해 디멘하이드리네이트 성분의 약을 1정 또는 2정을 매 4시간마다 복용합니다.

∷ 탈수가 없는 경우

메토클로프라마이드 등 약물 치료

∷ 탈수가 있는 경우

수액주사+종합비타민+메토클로프라마이드

마지막 단계

다른 치료에 반응하지 않을 시에는 코르티코스테로이드 메칠프레드니솔론(데포메드롤)을 투여합니다. 단, 코르티코스테로이드는 임신 첫 10주에는 구개열 발생 가능성 때문에 권장되지 않고 있습니다.

* Caroline Maltepe. Surving morning sickness successfully: from patient's perception to rational management.J Popul Ther Clin Pharmacol. 2014

Part 7

입덧 완화 식품 가이드

인간에게 가장 중요한 것은 사실 '먹는 일'입니다.
임신부는 입덧의 증상 때문에 음식을 못먹고,
먹은 음식은 토하는 일이 가장 괴롭다고 합니다.
그렇다고 안 먹고 버티거나, 수액 주사만 맞으면서 지낼 수도 없는 노릇입니다.
하지만 몇 개 식재료들은 입덧을 줄여주는 동시에 영양적으로도 훌륭한 기능을 합니다.

입덧을 줄여줄 수 있는
식재료

입덧의 가장 큰 문제는 오심과 구토입니다. 이런 증상은 우선 음식물 섭취를 힘들게 하고, 이로 인해 임신부의 영양수준이 크게 떨어지게 됩니다.

임신부는 못 먹는 스트레스로 우울감은 물론 짜증에 휩싸이기 쉽고, 배우자는 이를 그대로 감내해야 하는 또 다른 스트레스에 직면합니다.

이를 슬기롭게 해결하지 못하면, 가정의 불화는 둘째 치고, 저체중아나 조산을 야기할 수 있으므로, 임신부의 먹는 문제는 절대적으로 중요합니다.

아래 음식들은 기본적으로 임신부의 오심이나 구토를 덜 유발할 수 있고, 영양적으로도 꼭 필요한 식재료로 구성되어 있습니다. 물론 개개인의 차이가 있어 다 좋다고 할 수는 없지만, 입에 당기는 음식은 얼마든지 먹어도 상관이 없습니다.

입덧을 하는 임신부의 음식물 섭취 첫 번째 원칙은 우선, 몸에 해롭지 않은 음식이라면 입에 당기는 것을 자주 먹고, 남편으로 하여금 아래 식재료를 우선으로 한 음식물을 '대령'할 수 있도록 독려하는 것입니다.

아래 식재료의 기준은 토론토의 마더리스크 프로그램을 운영하고 있는 코렌 박사가 제안한 것입니다. 단백질 보충이 되는 스낵은 임신부에게 필수적으로 필요한 것들로 구성되어 있고, 입덧을 줄여줄 수 있는 음식들은 주로 짭짤하고, 미지근하며, 부드럽고 달콤한 음식들로 구성되어 있습니다.

단백질 보충이 되는 스낵

견과류와 씨드류	아몬드, 땅콩, 호두, 브라질 너트, 마카다미아, 피스타치오, 캐슈넛, 콩, 호박씨, 해바라기씨, 치아씨드, 햄프씨드
땅콩 버터류	땅콩, 아몬드, 캐슈넛, 콩, 헤이즐넛
유제품류	우유, 요구르트, 그리스 요거트, 치즈, 아이스크림, 냉동요거트, 스무디, 코티지 치즈, 콩, 저지방우유, 라이스밀크, 아몬드 우유, 염소 우유
두류	대두콩, 완두콩, 까치콩, 렌틸콩
곡물류	단백질 함량이 높은 오트밀 빵, 크래커 또는 파스타
기타류	단백질 분말, 쉐이크, 바, 쇠고기 또는 칠면조 육포, 삶은 달걀, 달걀 흰자 오믈렛, 건조햄

입덧을 줄여줄 수 있는 음식

짠 음식	짭짤한 크래커, 칩, 프레즐, 팝콘, 나쵸 칩, 마카로니와 치즈
신 음식	피클, 레모네이드, 크랜베리 주스, 자몽, 녹색 사과
외국토속 음식	구운 감자, 현미, 버섯 수프, 땅콩 버터, 빵, 아보카도
아삭한 음식	감자 칩, 셀러리 스틱, 수박, 사과 조각, 포도, 견과류. 오이
저자극 음식	English머핀, 으깬 감자, 쌀, 국물, 굽지 않은 토스트, 달걀
부드러운 음식	커스터드, 팬케이크, 밀가루, 빵, 국수, 오트밀
달콤한 음식	캔디, 껌, 케이크, 설탕 시리얼. 잼, 통조림 과일
과일음식	셔벗(과일빙과), 말린 과일.신선한 과일,과일 아이스바,레몬
액체 음식	슬러시, 스무디, 밀크쉐이크, 코코넛 워터, 탄산수, 생강차, 주스, 빙수, 허브차
건조 음식	크래커, 쿠키, 시리얼, 비스코티, 구운 베이글, 잼토스트

출처 : Gideon Koren, MD, FRCPC, "How to survive morning sickness successfully", The motherisk Program, Toronto.

피하거나 주의해야 할 음식

피해야할 음식은 반드시 피해야 합니다. 생선의 경우는 큰 생선의 횟감 섭취나 통조림류를 피하고, 알코올에 주의해야 합니다. 또한 자극적인 향신료는 상상만으로도 입덧을 유발할 수 있으니 주의해야 합니다.

:: 수은 노출 위험이 있는 참치나 연어 통조림

미량의 수은도 아이에게 좋지 않습니다. 통조림 등의 가공식품은 물론 덩치가 큰 생선들의 횟감 섭취도 주의해야 합니다.

:: 무심코 조리에 쓰는 와인이나 향신료

알코올은 꼭 음주로만 섭취되는 것은 아닙니다. 최근 조리에 많이 쓰는 맛술이나, 와인 등도 지나치게 쓰거나 잘못 사용하게 되면 알게 모르게 알코올을 섭취하는 셈이 되고 맙니다.

:: 특유의 냄새가 있는 돼지고기, 생선종류

생선도 등푸른 생선과 흰살 생선에 따라 호불호가 갈리고, 조리법에 따라서 호불호가 갈립니다. 평소 기호를 잘 유지하는 것이 중요합니다.

:: 카레 향, 허브(고수향), 계피향

카레 등 자극적인 향은 입덧을 완화시킬 것이라고 생각하기 쉽지만, 임신 초기에는 평소 좋아하는 향이라도 거부감이 들 수 있어 주의해야 합니다.

:: 기름진 음식(튀김, 기름 많은 볶음)

일단 기름진 음식은 소화도 잘 안되고 고칼로리여서 피하는 것이 좋습니다. 기름 냄새가 구역질을 유발할 수도 있습니다.

∷ 냄새가 나는 음식

냄새가 나는 음식은 여러 가지로 해석할 수 있습니다. 앞서 소개한 바와 같이 특유의 냄새 때문에 음식에 대한 트라우마가 생길 수 있는 음식도 있지만, 식사 후에도 입과 몸에 냄새가 남아서 나중에 입덧이 심할 때 거꾸로 입덧을 유발할 수도 있기 때문입니다. 가능한 향이 강하지 않은 음식을 먹는 것이 좋습니다.

∷ 가스가 차는 음식

가스가 차게 되면 방귀와 트림 등으로 불쾌한 경험을 유발할 수도 있고, 소화불량의 증상을 하루 종일 겪어야 할 수 있으므로 주의하는 것이 좋습니다.

∷ 매운음식이나 자극적인 음식

자극적인 음식과 매운 음식은 일시적으로 '시원하다' 또는 '스트레스'가 풀린다는 느낌을 받을 수 있지만, 결과적으로 위 점막에 자극을 줘서 소화불량을 유발하는 등 입덧을 더욱 심하게 만들 수 있습니다.

입덧으로 밥 먹는 양이 줄었다면...

　　　한꺼번에 많이 먹는 것 보다 조금씩 자주 먹는 것이 중요합니다. 찬 음식에서는 간을 느낄 수 없다는 얘기도 있듯이, 음식을 차게 해서 먹으면 음식냄새에 대한 거부감을 줄일 수 있습니다.

　배가 비면 헛구역질 증상을 심하게 할 수 있으므로 액체류가 됐든 간단한 스낵이 됐든 배를 약간은 채우고 있는 것이 입덧에 좋습니다.

- 1일 5~6회 소량 씩 자주 먹기

- 카페인이 들어있는 음식은 피하기
- 가급적 음식을 차게 해서 먹기
- 공복 피하기
- 국물은 따로 먹기
- 식사 전후로 30분 정도 안정을 취하기

임신부가 걱정해야 할 일은 입덧 말고도 여러 가지가 있습니다.
△고령임신 △비만의 위험성 △유산에 대한 공포 △당뇨와 변비, 심지어 치아 건강 등 알게 모르게 산모를 위협하는 질병들에 대한 예방과 적절한 대응법은 건강한 아이를 낳기 위해 꼭 알아두어야 합니다.

Chapter 2
임신부의 또 다른 고민들

Part 1

고령임신부의 걱정

첫 아이 출산 산모 연령이 30세를 넘어선다면, 고령임신이라고 할 수 있습니다.
고령임신부는 고혈압이나 당뇨를 주의해야함은 물론
적은 양의 출혈도 가볍게 넘기지 말고 전문의와 상의해야 합니다.
무엇보다 출산에 대한 걱정보다는 마음의 안정을 찾는 것이
최우선이라는 것을 명심해야 합니다.

고령임신일수록
고혈압 주의해야

우리나라는 현재 여성들의 취업이 늘어나고, 골드미스라고 불리는 고학력 전문직 비율이 증가하면서 고령임신이 더욱 증가하고 있는 추세입니다. 첫 출산의 평균 연령이 2012년에 이미 30세를 넘어서기도 했습니다. 30대 여성의 출산은 20대의 여성의 출산보다 위험이 많지만, 아이를 위한 건강 수칙을 지키면 더욱 안전하고 축복받을 수 있는 출산을 맞이할 수 있습니다.

보통 고령임신은 35세 이상 여성의 임신을 얘기합니다. 고령임신부들은 고혈압 등 혈관질환의 위험이 높아지게 됩니다. 혈관질환은 고혈압을 비롯 고지혈증, 관상동맥질환, 뇌혈관질환 뿐만 아니라 급성심근경색 등을 말하는데요, 20대 임신부보다 2~4배까지 위험이 높아지게 되고, 증세가 심할 경우 신장이나 태반에서 혈관 수축이 이뤄져 혈액순환을 방해하고 자궁으로 흐르는 혈액량도 줄어들게 됩니다.

만약 자궁의 혈액량이 감소하면 태반의 기능이 떨어지게 되고 태아에 공급되는 산소와 영양이 부족하게 되어, 태아의 발달에 영향을 줄 수 있습니다. 또한 저체중이 생길 가능성이 높아지고 혈압에 따른 다른 질병의 확률 역시 높아집니다. 따라서 고령임신부라면, 정상적인 혈압을 유지해야 하고, 이를 위해 규칙적인 식사 조절과 혈압체크는 필수적입니다.

특히 필수 단백질이 부족하게 되면 혈관이 약해지고 이에 따라 혈압이 올라가게 되므로, 균형잡힌 식단은 고령임신부들에게는 가장 기본적인 사항입니다.

음식 조절로 혈당 관리

임신부가 임신 중기로 갈수록 주의해야 할 것은 바로 당뇨입니다. 보통 30세 이후부터 당뇨의 위험이 높아지는 만큼 고령임신부에게 당뇨는 가장 큰 적이 될 수 있습니다.

특히, 임신 중 임신성 당뇨가 발생하게 되면 산모에게 합병증이 나타날 뿐만 아니라 비만이나 난산의 위험이 있으며, 출생 후 태아에서는 저혈당증, 호흡곤란증 등 중요한 합병증이 발생할 수 있습니다.

당뇨를 대처하기 위해서는 고혈압과 마찬가지로 식단의

조절이 가장 우선입니다. 또한 만약 당뇨환자가 임신한 경우라면 매일 혈당을 측정해 안정적인 상태를 유지해야 하는데요, 당뇨가 있는 임신부의 경우에는 혈당 조절을 위해 단 음식을 주의해서 섭취하는 것이 좋습니다.

> **난산이란?**
>
> 아이를 어렵고 힘들게 낳는 것을 뜻한다. 즉, 분만 과정에 이상이 생겨 분만 시간이 길어져서, 임신부나 태아에 여러 가지 장애가 생기는 일까지 일컫는다.

출혈은 위험신호, 무조건 병원 찾아야

고령 임신의 경우 태반조기박리나 전치태반 등이 임신 초기에서부터 나타날 가능성이 높습니다. 약간의 출혈은 그냥 쉬면 되겠지 하고 넘어가는 임신부도 더러 있는데, 출산이 다가올수록 출혈이 있는지 수시로 살펴보고, 만약 약간의 출혈이라도 발생하면 곧바로 병원을 찾아야 합니다.

태반조기박리란 출산 전에 태반이 자궁벽으로부터 떨어지는 것을 말하고, 전치태반은 태반이 자궁경부(자궁의 입구)에 근접해 있거나 덮고 있는 것을 뜻합니다. 이 상태는 모두 조산의 원인이 되거나 출산 전후에 과도한 출혈을 유발해 산모와 태아에게 위험한 결과를 몰고 올 수 있으므로 정확한 진단과 신속한 조치가 필요합니다.

20대에서 흔하긴 하지만, 자궁외임신도 마찬가지로 출혈이 위험신호입니다. 따라서 임신부는 작은 출혈이라도 쉽게 넘기지 말고 일단 병원을 찾아 태아의 상태를 살펴보는 것이 더 중요합니다.

마음의 안정이 언제나 우선

고령임신부에게 가장 중요한 것은 마음의 안정입니다. 과거와 다르게 여성의 신체적 건강이 좋아지고 산전 검사가 일반화되면서 고령임신이 모두 위험하다고 할 수는 없습니다. 무턱대고 겁먹거나 과도한 스트레스를 받는 것은 오히려 더 위험하며 마음의 안정을 찾아야 태아와 산모의 심리적, 신체적 건강을 유지하는데 도움이 될 수 있습니다. 또한, 고령임신부의 경우 지나치게 태아의 상태에 신경을 쓰는 경우가 많은데, 과도한 걱정은 태아에게 오히려 해가 될 수 있음을 명심해야 합니다.

어떤 경우가 조산인가요?

조산은 임신기간을 기준으로 20주를 지나 37주 이전에 분만하는 것을 말하는데요. 주로 신생아의 체중이 2.5kg 미만인 저체중을 초래하고, 아기가 성장할수록 만성 폐질환, 뇌실내출혈, 신경과 감각발달의 미숙 등을 불러일으킬 수 있습니다.

조산의 원인은 조기진통, 조기양막파수(진통 전 양막이 파열해 양수가 나오는 상태), 임신부나 태아의 내과적 질환 등이 있습니다. 또 임신부의 나이가 너무 적거나 많고, 오래 서 있거나 걷는 직업, 많은 스트레스가 원인이 될 수 있습니다.

Part 2

임신 기간의 운동, 그리고 영양

규칙적인 운동은 건강관리를 위한 첫 번째 원칙이라고 하지만
무리한 운동은 오히려 건강을 악화시킬 수 있습니다.
특히 임신부의 경우에는 무리한 운동을 삼가고
올바른 방식으로 운동을 하는 것이 무엇보다 중요합니다.

임신부의 신체변화

임신 기간 동안 임신부의 신체는 여러 가지 변화를 겪게 됩니다. 가슴이 커져서 이전보다 무거워지고 불편해지고, 아기의 무게가 엄마의 무게 중심을 변화시키고 균형 유지를 보다 힘들게 만들지요.

또한 여러 호르몬의 변화로 임신부의 관절은 매우 유연해집니다. 유연성이 너무 지나쳐 손상을 입기 쉬울 정도지요.

이는 자연스러운 현상입니다. 임신부의 치골이 분만에 용이하도록 변화하는 데 도움을 주는 자연의 섭리인데요, 더불어 여성의 혈액량을 증가시키고 심박동을 빠르게 해서 신진대사를 활발하게 합니다.

지금까지의 연구들을 검토해보면 규칙적이고 적당한 운동은 임신 기간 동안 안전한 것으로 알려져 있습니다. 그러나 임신한 여성들은 이 같은 신체적 변화를 겪기 때문에 방법을 조금 달리할 필요가 있습니다.

운동 중 외상 등의 위험을 피하고, 관절과 복부에 가해지는 과도한 압력을 줄이기 위해 느린 동작 중심으로 운동해야 하는 것이 기본입니다.

일단 본격적으로 운동을 시작하기 전에 스트레칭을 통해 근육 손상을 방지해야 합니다. 신체의 한두 군데만 운동하는 것보다 팔, 다리, 등, 목, 가슴, 어깨 부위를 스트레칭 하는 데 시간을 아끼지 마십시오.

특히 팔, 가슴, 어깨 부위의 스트레칭은 가슴의 무게 때문에 몸이 구부러지는 것을 방지할 수 있습니다. 척추를 바로 잡아주는 자세는 배가 불러올수록 치우쳐지는 모양을 바로 잡는데 도움이 됩니다.

여기서 잊지 말아야 할 것은 수분 섭취입니다. 운동을 할 때는 수분을 유지해주는 것이 중요합니다. 운동 전후로 한 잔의 물을 마시고 운동 중에도 물을 조금씩 마셔주는 것이 좋습니다. 운동을 하면서 움직임이 평소와는 다르게 느껴져 더 어렵다고 생각될 수 있으나 할 수 있는 운동을 찾아 꾸준히 시행하는 것이 좋습니다.

무리한 운동과 다이어트는 위험

임신 초기에 무리한 운동은 피하는 것이 좋습니다. 과도한 운동은 태아에게 공급돼야 할 영양과 산소가 근육으로 몰릴 수 있고 관절과 척추에 악영향을 줄 수 있으므로 삼가야 합니다.

또 요즘 일부 임신부들이 임신한 모습을 사진으로 남겨놓겠다며 다이어트를 통해 몸매를 관리하는 경우가 있는데, 이는 아이의 치아 뿐 아니라 성인이 된 후에 당뇨와 고혈압은 물론 암 발병에까지도 영향을 준다는 연구결과가 있으므로 주의해야 합니다.

임신 중에는 맨손체조나 스트레칭으로 혈액순환과 척추의 균형을 유지하는 정도가 좋습니다. 또 허리에 충격이 가지 않도록 조심하고 통증이 발생할 경우 따뜻한 찜질을 하는 것이 도움이 됩니다. 절대적으로 안정이 필요한 임신 말기에는 허리가 뒤로 휘어지지 않도록 임신부용 복대를 착용하는 것도 바람직한 방법입니다.

임신 중
식사는 병원에서 도움을

최근에는 병원에서 실시하는 산전산후 운동프로그램이 임신부들에게 도움이 됩니다. 산전산후 운동프로그램은 여성의 근골격계와 임신에 따른 신체 변화에 맞게 자세교정운동, 복근강화운동, 골반훈련과 상하지의 근력강화 운동, 임신 중 유산소운동, 제왕절개 후 재활운동 등으로 보통 구성돼 있습니다. 임신과 분만, 출산 후에 늘어난 근육과 골격을 바르게 잡아줍니다. 생활습관도 중요합니다. 물건을 집을 때는 허리를 숙이지 말고 무릎을 구부리고 쪼그려 앉아 집고 옆으로 누워 잘 때는 다리 사이에 베개를 받치는 것이 좋습니다.

임신 중 운동과 영양의 실제

임신 중 급격한 체중 증가는 허리에 많은 부담을 줄 수 있으므로 균형 잡힌 식사를 하되 지나치게 체중이 늘지 않도록 조절해야 한다는 것을 다시 한번 강조합니다.

:: 균형 잡힌 식단의 예

임신 초기(3개월 이내)의 하루 에너지 권장량은 2000kcal로 생각하면 됩니다. 비임신여성(1900kcal)보다 우유 1잔만 더 섭취하면 되는 수준인데, 임신 중기(3~6개월)는 하루 2340kcal 섭취를 권장하며, 이는 임신 초기보다 밥 반 공기, 고기나 생선 반찬 한 가지를 더 놓고 먹는 수준입니다.

여기에 과일이나 유제품을 조금 더 섭취하면 충분합니다. 또한 임신 후기(6개월 이후)의 하루 에너지 권장량은 2450kcal로 임신 중기보다 단백질 식품만 한 접시 정도 더 섭취하면 되고, 출산 후 수유부는 임신 중기와 비슷한 식사 구성안이 권장되고 있습니다.

한편, 임신 중에는 생리적으로 장운동이 감소해 변비에 시달리는 경우가 많은데, 심한 경우 항문 틈새가 생기고 직장 점막이 부종과 출혈을 일으켜 치질이 발병할 수 있습니다. 이때는 신선한 과일과 채소의 섭취로 변을 팽창시키고, 충분한 물의 섭취, 매일 규칙적인 운동을 해주면서 되도록 앉아 있는 자세를 피하는 것이 변비 예방에 도움을 줍니다.

∷ 임신부에게 좋은 운동은 수영

임신부에게 좋은 운동 중 대표적인 것이 바로 '수영'입니다. 물속이라 배의 무게가 느껴지지 않으면서도 몸을 자유자재로 움직일 수 있기 때문인데, 순산에도 도움을 줍니다.

또 전신운동이기 때문에 평소 사용하지 않던 모세혈관까지 산소가 운반될 수 있도록 도와줘 신진대사를 높여줍니다. 임신 16주 이후부터 일주일에 2~3회, 1회에 30분~1시간 정도 하면 적당하지만, 접영 같은 과격한 영법은 삼가야 하고, 준비운동을 철저히 해야하며, 물 온도와 체온을 맞추는 것이 중요합니다.

'걷기' 역시 태아와 산모에게 모두 좋은 운동입니다. 허리와 다리에 따르는 무리가 적고, 평소 2~3배에 달하는 산소를 폐에 공급해주기 때문에 태아 성장과 두뇌 발달을 도울 수 있습니다. 하루 30분~1시간 정도가 적당하며, 배를 들어 올리는 기분으로 허리를 펴고 골반과 허벅지를 조여주면서 걷는 것이 도움이 됩니다. 단, 계단이나 오르막은 피하는 것이 좋습니다. 최근 즐겨 하는 요가 등도 마음의 안정을 찾아주고, 골반과 복근을 바로잡아주는 좋은 운동이지만, 무리한 동작은 피해야 합니다.

::임신부에게 해로운 운동

뛰는 것은 금물입니다. 유선 발달로 인해 커진 가슴에 충격을 줄 수 있고, 척추와 등, 허리, 골반, 엉덩이, 무릎 등에 큰 부담을 줍니다. 등산도 마찬가지입니다. 임신부들의 경우 호르몬의 영향으로 인대가 이완되는데, 관절에 힘이 많이 들어가기 때문에 이완된 인대에 무리가 따를 수 있고 낙상의 위험이 있기 때문입니다.

  자전거 역시, 평지에서는 괜찮지만, 내리막길이나 오르막길에서는 배에 강한 압력이 가해지므로 주의해야 하고, 새롭게 시작하는 운동은 피하는 것이 좋습니다. 평소 하던 운동의 강도를 줄여 조금씩 자주하는 것이 임신부 운동의 원칙입니다.

내 아이 '치아건강' 뱃속에서 좌우

신생아의 입에서는 하얀 치아를 볼 수 없습니다. 따라서 신생아는 치아가 없다고 생각하기 쉽지만, 잇몸 안에 치아가 숨어 있는 상태입니다.

아기의 치아는 임신 6주에 생기기 시작해 임신 3~6개월이 되면 제법 단단해 지기까지 하는데, 이때 산모가 치아 형성에 필요한 영양분을 충분히 공급하지 않으면 아이는 약한 이를 타고나게 됩니다. 아기가 건강한 치아를 갖고 태어나기 바란다면 임신 때부터 엄마의 노력이 필요하다는 얘기지요.

치아 발생 시기에 산모의 영양 상태에 따라 아이의 치아 건강이 달라질 수 있는데, 예를 들어 아이의 치아 중앙에 전체적으로 노란 줄이 생기는 현상은 산모가 치아 발생 시기에 항생제 계통의 약을 잘못 먹었기 때문에 생길 수 있습니다.

태아의 치아 발육을 돕기 위해서는 비타민A와 비타민C, 비타민D, 단백질과 칼슘, 인을 골고루 섭취해야 하고, 칼슘은 2배 정도만 늘리면 충분합니다. 잇몸 건강 또한 매우 중요한데요, 칼슘과 비타민, 단백질, 무기질을 골고루 섭취하고, 과식이나 다이어트는 금물입니다.

커피와 기호식품
끊어야 하나

평소 즐기던 기호식품을 즐기지 못해 스트레스 받는 임신부가 많습니다. 그중 커피는 요즘 밥보다 더 흔하게 즐기는 식품이 된 지 오래지요. 커피에 함유된 카페인이 기형을 유발한다고 알려져 있지 않지만, 과량 복용 시에는 조기 유산이 될 수 있고 동물실험에서는 자궁과 태반 혈류 감소를 일으킨다는 보고도 있습니다. 하루에 한 잔 정도 마시는 커피는 유해하지 않으므로 산모가 스트레스를 받으면서까지 자제하는 것을 반대하는 학자도 있습니다.

저도 하루 한 잔 정도는 나쁘지 않다고 봅니다. 충분한 휴식과 스트레스 해소의 시간이 될 수 있다면 오히려 권장할 수 있습니다.

담배는 태아에게도 당연히 해롭고, 태아 성장에 지대한 영향을 주므로 온 가족이 금연해야 하고, 미용실에서 파마나 염색의 경우 가능한 한 임신기간에는 자제하는 것이 현명합니다.

"내가 대신 아이를 낳을 수 있다면 좋겠어!"
"입덧을 내가 대신 해줄 수 없을까?"

예비 아빠들이 공통적으로 하는 거짓말과 허세에 책임을 물을 수는 없다. 어차피 현실적으로 불가능한 '공언(空言)'임을 모를 리 없기 때문이다. 물론 남편들도 입덧을 하는 특이한 경우도 있다. 이 사람을 제외하고는 오늘부터 무딘 칼과 뽀송한 손을 아내의 입덧 완화를 위해 희생해보자. 남편이 하는 입덧, 그 행복한 입덧을 위해 명의와 특급 요리사가 손을 잡았다.

특급 셰프와 함께 하는 입덧 잡는 요리

아내를 위한 요리, 남편이 하는 입덧

cooking weighing

요리 초보도 쉽게 할 수 있는 계량법

"1T? 한 큰술?"

본격적으로 요리사가 되기로 결심하지 않은 이상,
아내의 입덧을 위해 하는 요리는 굳이 계량에 대한 두려움을 느낄 필요가 없다.
물론 정확한 계량은 요리의 성패를 좌우한다.
다행히 우리에게는 숟가락과 전국 어디서나 같은 사이즈의 종이컵이 있다.
쉬운 계량법 세 가지만 냉장고 옆에 붙여 놓으면 이미 맛있는 냄새가 진동할지도 모른다.

밥 숟가락으로 가루 재료 계량하기

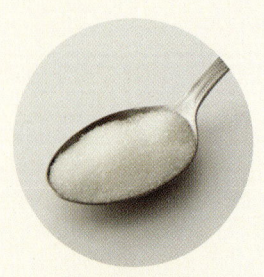

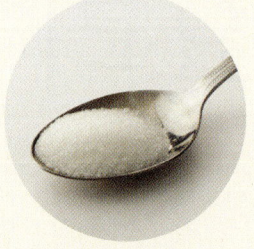

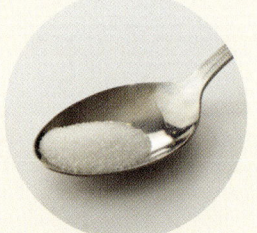

설탕 1큰술
숟가락으로 듬뿍 퍼 올린다.

설탕 1/2큰술
숟가락 반 정도 퍼 담는다. 실제로는 반 보다 살짝 넘쳐보이는 것이 핵심!

설탕 1/3큰술
숟가락 1/3 정도만 담는다.

밥 숟가락으로 액체 재료 계량하기

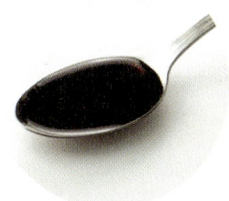

간장 1큰술

넘칠듯 말듯 숟가락 가득 채운다.

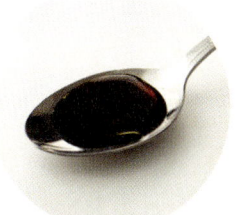

간장 1/2큰술

숟가락 가장자리는 남겨놓고 가득 채운다는 느낌으로!

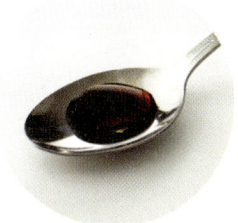

간장 1/3큰술

숟가락의 1/3만 담는다. 삶은 달걀의 흰자와 노른자를 떠올리면 된다.

종이컵으로 계량하기

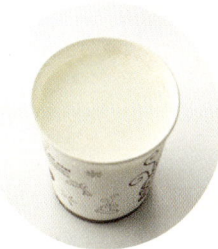

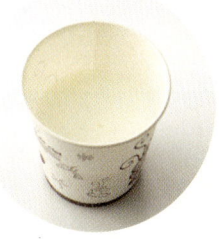

액체의 경우

1컵=180ml
밀가루 한 컵 100g

반컵=90ml
밀가루 반 컵 50g

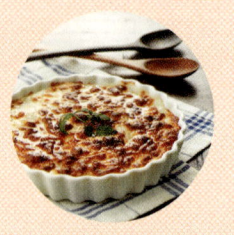
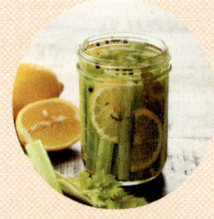
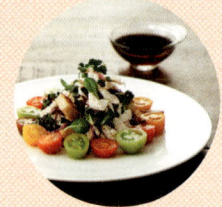

Part 1

정성이 명약, 남편이 해 주는
'일품요리'

정성이 명약이다.
짧으면 10분, 길면 25분.
아내의 입덧을 위해 라면 끓여먹는 시간만이라도 투자해보자.
이 작은 정성이 사랑 가득 진수성찬으로 남편에게 돌아올 날이 있을 것이다.

인분_ 2인분
시간_ 10분

생모짜렐라 토마토 샐러드

신선한 토마토와 부드러운 생모짜렐라 치즈, 향긋한 바질이 어우러진 이탈리아 카프리 섬의 이국적인 샐러드.

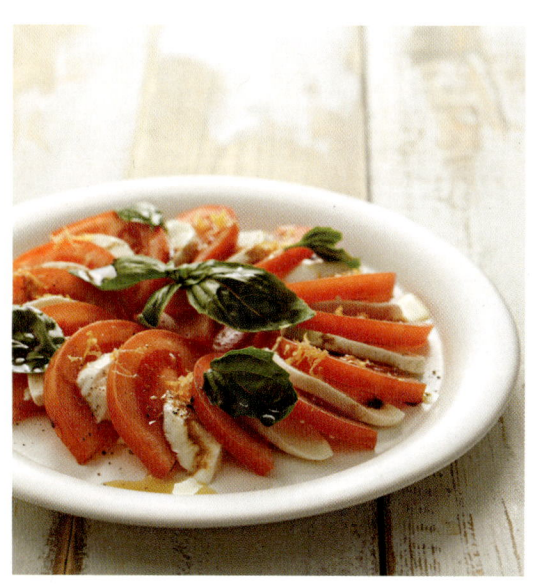

이건호 chef Tip

단단한 치즈를 갈때 쓰는 치즈 그레이터가 없다면 포크나 수저로 가능하지만, 레몬이나 오렌지 껍질은 수저나 포크로는 어렵다. 이때는 칼로 얇게 벗겨서 채썰어 사용 가능하다.
발사믹글레이즈가 없을 경우 시중에서 판매하는 백년동안 흑초 900리터를 반으로 졸여서 사용할 수 있는데, 흑초는 졸여지면 신맛은 줄고 단맛이 상승해, 진한 풍미를 느낄 수 있다. 기호에 따라 설탕을 추가해 단맛 조절이 가능하다.

재료 완숙 토마토 2개, 생모짜렐라 치즈 1팩(100g), 바질 잎 5~6장, 레몬 제스터 약간, 통후추 약간
준비 소스(드레싱) 폰타나 엑스트라 버진 올리브 오일 4큰술, 폰타나 발사믹 글레이즈 2큰술, 레몬즙 1/3큰술

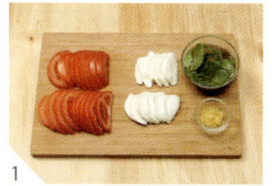
1
토마토와 생 모짜렐라 치즈는 1cm 폭으로 둥근반달모양으로 썬다. 바질잎은 5~6장 찬물에 담근다.

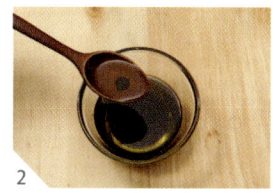
2
엑스트라 버진 올리브 오일, 발사믹 글레이즈, 레몬즙을 넣고 잘 섞어 드레싱을 완성한다.

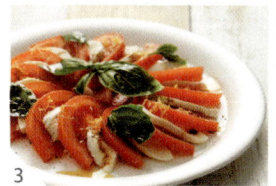
3
접시에 토마토, 생모짜렐라 치즈를 번갈아 담고, 바질잎을 올린다. 레몬 껍질을 그레이터로 갈아 뿌려주고, 통후추를 뿌려 완성한다.

기분까지 상큼하게! 신선한 과일 샐러드

인분_ 2인분
시간_ 12분

상큼한 드레싱으로 신선한 과일의 새콤달콤함을 배가시켜 기분전환에
도움을 주는 과일 샐러드.

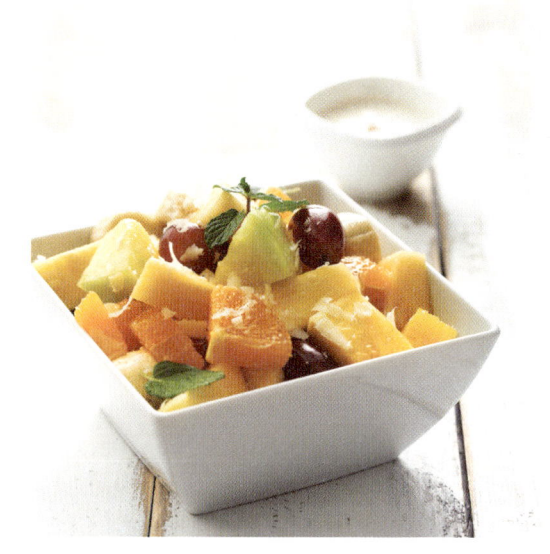

이건호 chef Tip

치즈 그레이터가 없을 경우 수저나 포크로 긁어서 사용 가능하다.
기호에 따라 다양한 과일을 선택 할 수 있다.

재료 파인애플 1/4개, 바나나 2개, 포도 15알, 망고 1/4개, 오렌지 1개, 파르미지아노 치즈 약간
준비 소스(드레싱) 샤워크림 3큰술, 참깨가루 1큰술, 백년동안 흑초(블루베리) 1/3큰술

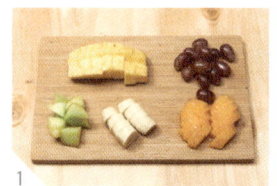
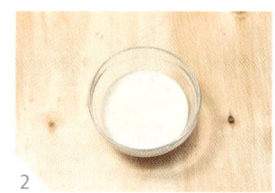
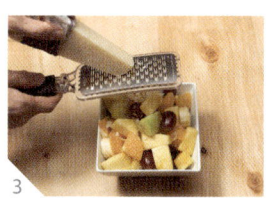

1
파인애플, 바나나, 멜론은 한 입크기로 자르고, 오렌지는 껍질을 벗겨서 반을 가른 후 1cm 두께로 썰고, 포도는 낱알로 떼어 준비한다.

2
샤워크림, 참깨가루, 흑초를 넣고 잘 섞어 디핑소스를 만든다.

3
접시에 준비한 과일을 골고루 담고, 파르미지아노 치즈를 치즈 그레이터로 갈아서 뿌려준다.

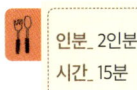
인분_ 2인분
시간_ 15분

양송이 크림 딥소스에 매료된 빵과 쿠키

빵과 쿠키, 그리고 부드럽고 풍부한 맛의 양송이크림 딥소스의 완벽한 콜라보.

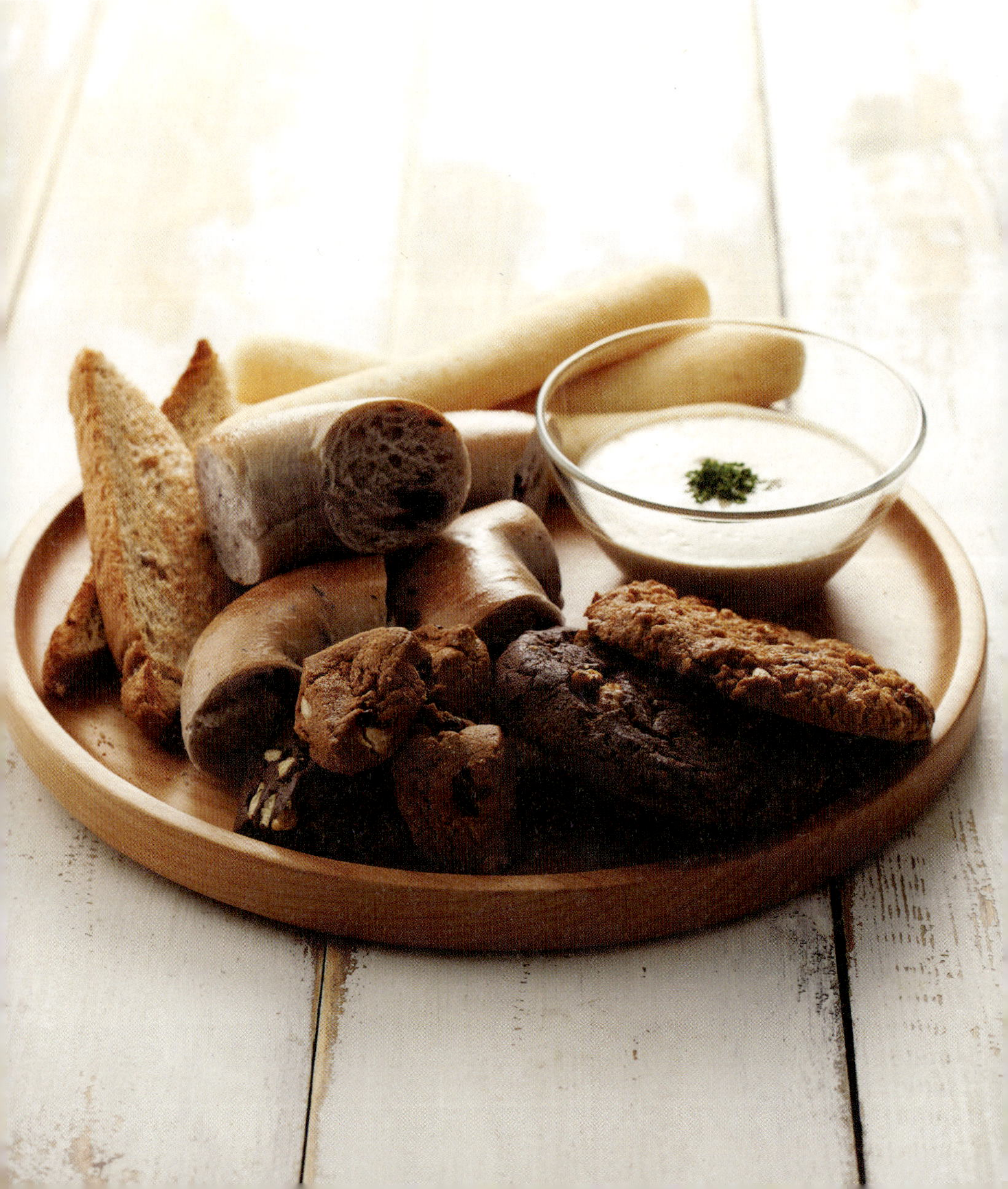

재료	모듬빵(곡물식빵 1개, 베이글 1개, 치즈 스틱빵 3개), 쿠키 6개
준비	**양송이 크림 딥소스** 양송이 10개(150g), 양파 1/4개, 대파(흰 부분) 약간, 버터 5g, 생크림 1컵

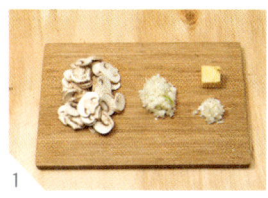

1
양송이는 얇게 썰고, 양파와 대파 흰 부분을 다져서 준비한다.

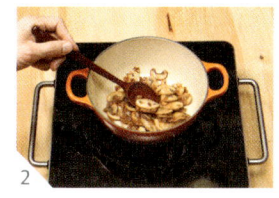

2
팬에 버터를 넣고 양파와 대파 다진 것을 볶다가 양송이를 넣어 충분히 익도록 볶는다.

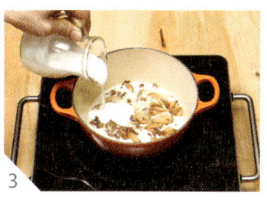

3
②에 생크림을 넣고 끓인다.

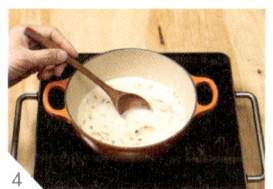

4
중간 중간 잘 저어주며, 완전히 뭉글하게 끓인다.

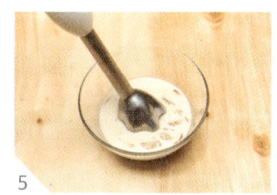

5
핸드믹서 또는 믹서기로 곱게 갈아준다.

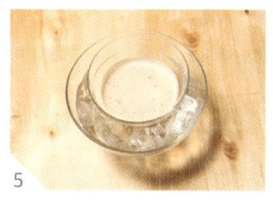

5
얼음물에 딥소스를 담가 차갑게 식힌다.

이건호 chef Tip

신선한 양송이 버섯은 익히지 않고 샐러드 등에 넣어도 된다. 버섯은 물로 씻으면 맛과 향이 감소하므로, 마른 수건이나 페이퍼타월 등으로 닦아 주거나 조리하기 직전에 살짝 씻어서 조리하는 것이 좋다.
손쉽게 만들때는 폰타나 피에몬테 양송이 스프를 조리 후 차게 식혀서 사용해도 좋다.

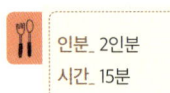
인분_ 2인분
시간_ 15분

구운 바나나를 곁들인 프렌치 토스트

식빵을 우유와 달걀물에 적셔 부드럽고 고소함을 극대화한 프렌치 토스트. 여기에 달콤함에 달콤함을 더한 구운 바나나와 홈메이드 블루베리 소스의 상큼하고 진한 맛이 입맛을 돋운다.

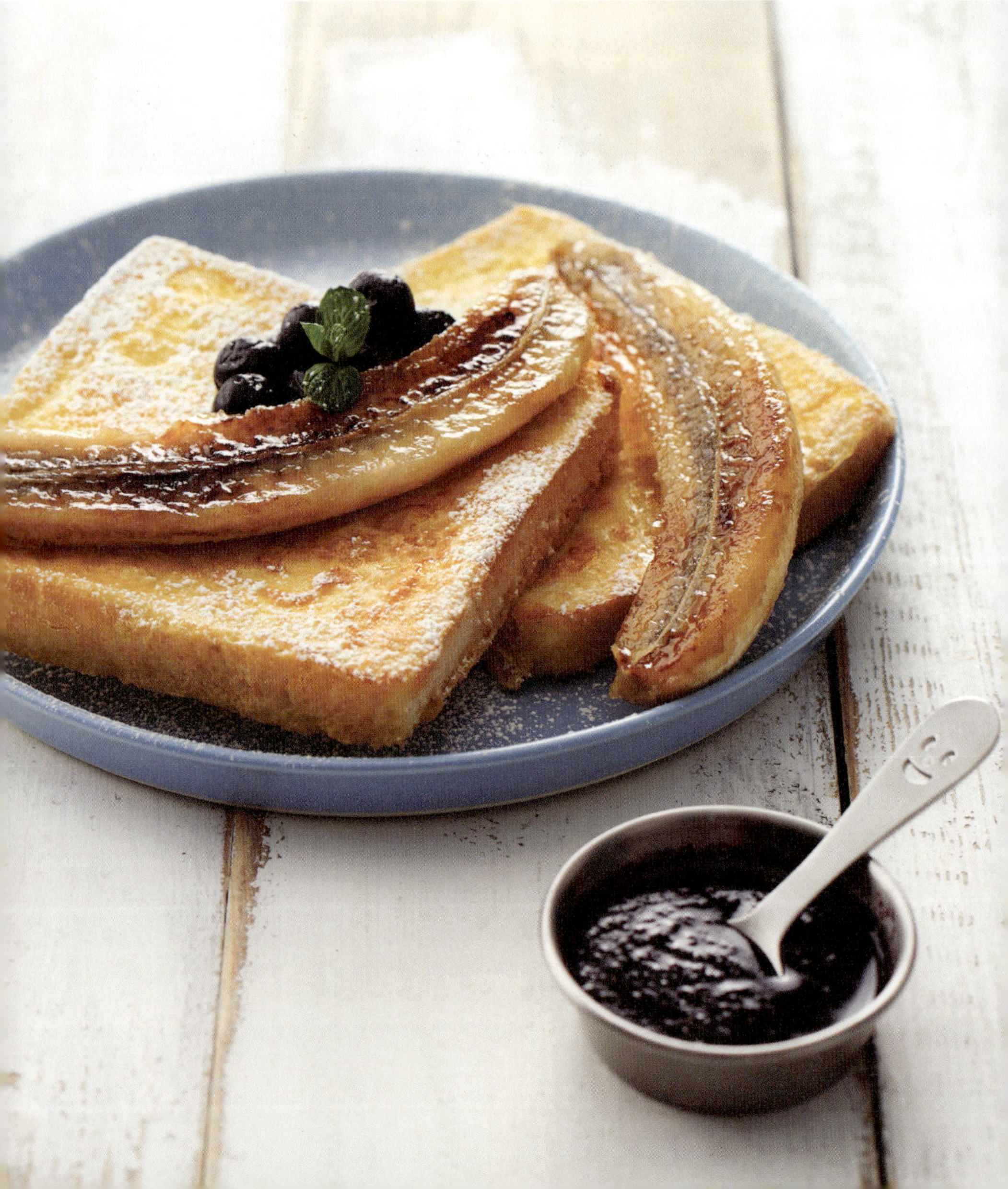

재료 우유식빵 4개, 바나나 2개, 민트 1잎, 슈가파우더 약간, 버터 1큰술
준비 달걀 2개(설탕 1/3큰술), 우유 1컵(설탕 1/3큰술)
블루베리 소스(드레싱) 백년동안 흑초(블루베리) 1컵, 설탕 2큰술, 블루베리 1/2컵

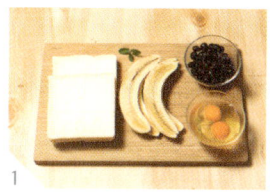

1
바나나는 반을 잘라 설탕 1/2큰술을 뿌려둔다.

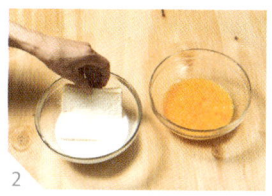

2
우유와 달걀물에 각각 설탕 1/3큰술씩 넣어 충분히 풀어준다. 우유에 식빵을 담갔다 건진 다음 달걀물을 고르게 묻힌다.

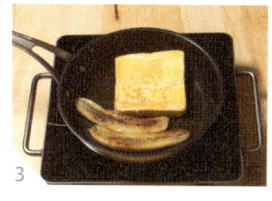

3
팬에 버터를 녹이고 중 불로 빵을 넣어 양면으로 굽는다. 바나나도 노릇하게 구워준다.

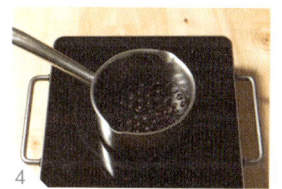

4
냄비에 블루베리와 설탕 그리고 흑초를 넣고 설탕이 완전히 녹을 때까지 가열해 끈끈한 상태가 되도록 졸인다.

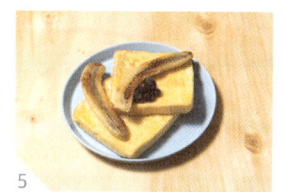

5
완성된 프렌치 토스트와 구운 바나나를 접시에 담아 슈가파우더를 뿌리고 블루베리 소스를 곁들여 완성한다.

이건호 chef Tip

취향에 따라 다양한 과일, 그리고 치즈와 샐러드를 곁들이면 훌륭한 브런치로도 손색이 없다. 바나나는 설탕을 뿌려 토치로 구우면 겉면은 바삭하고 속은 부드러운 식감으로 만들 수 있다.

인분_ 2인분
시간_ 20분

언제나 새콤달콤 간편한 유부초밥

유부와 갖은 야채를 첨가 해 집에서도 간편하게 즐길 수 있는 특별메뉴.

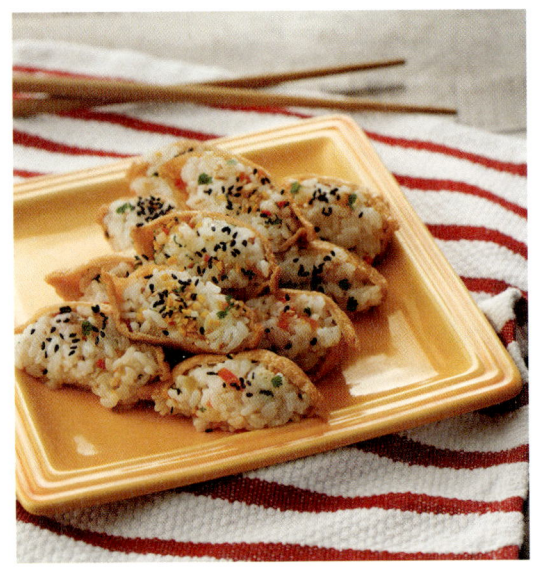

이건호 chef Tip

밥에 넣는 속재료는 애호박, 피망, 우엉, 두부, 장아찌류 등 다양한 식재료를 활용할 수 있다. 봄에는 봄나물을 채워넣는 등 재철 식재료를 곁들여 색다른 맛도 즐길 수 있다. 최근에는 간편하게 소스와 재료가 들어있는 유부초밥용 제품이 있어 집에서도 쉽게 만들 수 있다.

재료 준비
밥 200g(한공기), 유부 20장(50g), 양파 30g, 당근 20g, 단무지 30g, 김가루 약간, 검은깨 1/3큰술, 참깨 1/3큰술, 포도씨유 1/3큰술
소스(양념) 유부 조림장_ 물 180g, 물엿 1큰술, 요리에센스 연두순 1/2큰술, 양조간장(501) 1/3큰술
밥배합초_ 사과식초 1/3큰술, 올리고당 1큰술, 요리에센스 연두순 1/3큰술

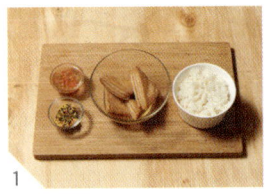

1

유부는 반으로 잘라 끓는 물에 데친 후 헹궈 물기를 짠 후에 유부 조림장을 넣고 완전히 졸여준다.

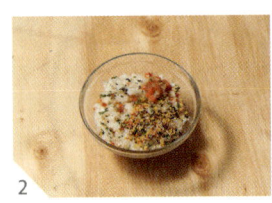

2

양파, 당근, 단무지는 작게 다져서 물기 없게 볶아 낸 후, 밥에 분량의 배합초와 볶은 야채, 김가루를 넣고, 골고루 잘 섞어준다.

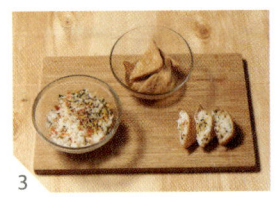

3

유부에 양념한 밥을 넣어 접시에 하나씩 담아 완성한다.

상큼하고 향긋한 샐러리 레몬 피클

입맛을 돋우는 샐러리 특유 향긋함과 은은한 맛이 레몬의 상큼함과 어우러져 입안 가득 새콤하고 산뜻함을 선사하는 샐러리 피클.

인분_ 2인분
시간_ 12분

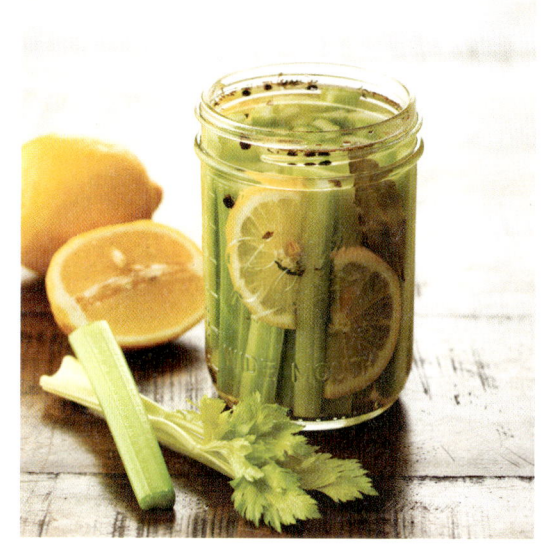

이건호 chef Tip

피클을 담는 용기는 끓는 물에 넣어 3~5분 정도 열탕 소독을 하거나 끓인 물을 담가 소독한 후에 뒤집어서 물기를 말끔하게 없앤 후 사용한다.
피클로 담근 채소들은 저장성이 높아지고, 생채소 일때 없던 질감과 맛들을 즐길 수 있다.

재료 샐러리 150g, 레몬 1/2개
준비 **피클초 배합** 피클링 스파이스 1큰술, 월계수잎 1장, 정수물 2컵, 식초 1/2컵, 설탕 1/2컵

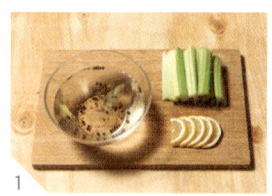
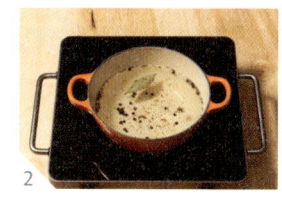
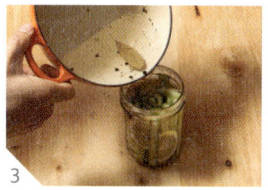

1
샐러리는 병 높이에 맞춰 10cm 길이로 자르고, 레몬은 반을 갈라 얇게 슬라이스 한다.

2
냄비에 분량의 재료를 넣고 센 불에서 끓인다. 끓어 오르면 중 불로 1~2분 정도 더 끓인다.

3
샐러리와 레몬을 넣은 병에 뜨거운 피클물을 바로 붓고 충분히 식힌 후 냉장실에 보관한다.

인분_ 2인분
시간_ 20분

달걀을 얹은 고구마 치즈 그라탕

감자와 고구마 매쉬가 듬뿍듬뿍. 고소한 달걀을 얹어 더욱 부드럽고 달콤한 영양만점 그라탕.

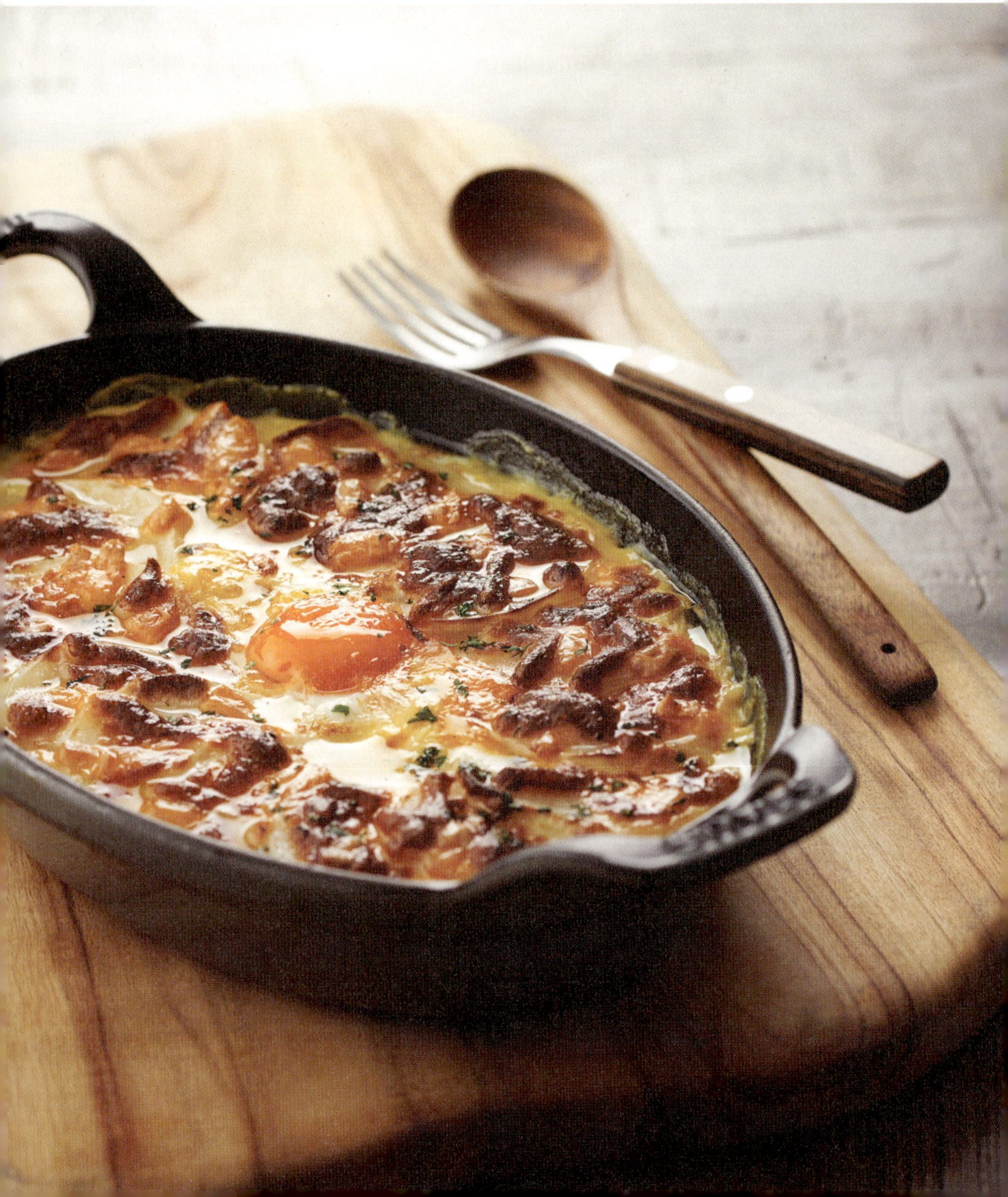

재료 준비	호박고구마 2개, 감자 1/2개, 달걀 1개, 체다치즈 3장, 모짜렐라치즈 1/2컵, 이태리 파슬리 다진 것 약간 (일반 파슬리도 가능), 우유 1컵, 생크림 1컵반, 소금 약간

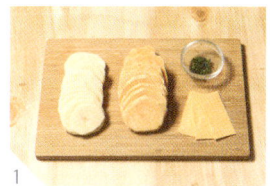

1
고구마와 감자는 얇게 슬라이스하고, 파슬리는 다져서 준비한다.

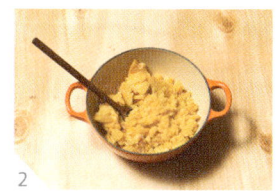

2
냄비에 고구마를 넣고 삶는다. 뜨거울 때 바로 으깨어 매쉬를 만든다.

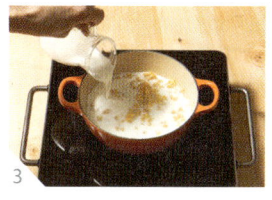

3
냄비에 고구마 매쉬와 우유, 생크림을 넣고 끓이다가 체다치즈 1장을 같이 넣어 녹이면서 골고루 잘 섞이게 만들어 준다.

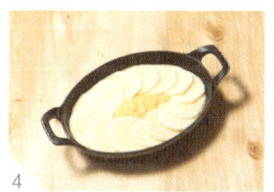

4
그라탕 용기에 ③의 내용물을 넣고, 아주 얇게 썰은 감자를 가장자리로 돌려서 담는다.

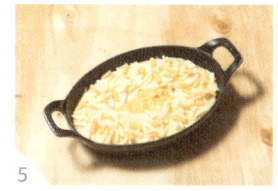

5
남은 체다치즈 2장을 채썰어 모짜렐라치즈와 같이 골고루 뿌려서 얹는다.

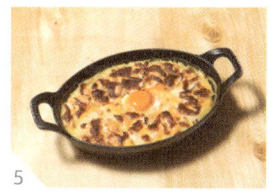

5
180도 오븐에서 6~7분 정도 감자와 치즈가 녹을 정도로 익힌 후 달걀을 중앙에 얹어 다시 1분 정도 오븐에서 살짝 익혀낸다.

이건호 chef Tip

파마산치즈나 고르곤졸라와 같은 색다른 치즈 또는 로즈마리 같은 허브류를 넣어주면 색다른 풍미를 즐길 수 있다. 파인애플과 사과 등의 과일을 얹어 구우면 보다 산뜻하고 자연스러운 단맛을 같이 즐길 수 있다.

인분_ 2인분
시간_ 18분

완벽한 하모니, 닭가슴살 Bites 샐러드

닭고기와 한식 샐러드에 잘 어울리는 오리엔탈 드레싱으로 맛을 낸 한 입 크기의 샐러드.

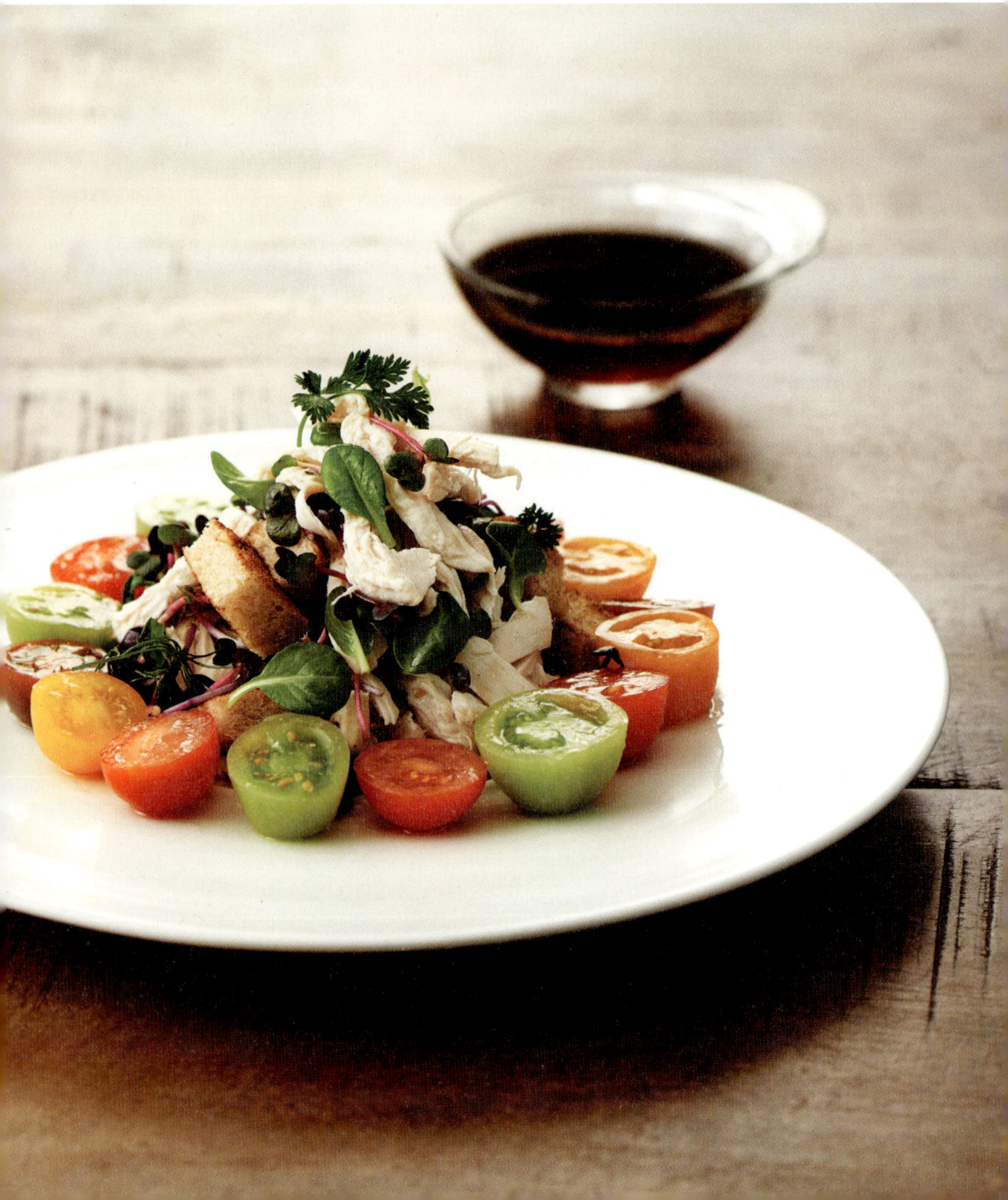

재료	호밀식빵(곡류식빵) 1개, 체리토마토 10개, 닭가슴살 1개, 적양파 1/4개, 어린잎채소 2줌, 소금 약간
준비	**오리엔탈드레싱** 양조간장(501) 2큰술, 설탕 1큰술(또는 올리고당 2큰술), 레몬즙 1/2큰술, 폰타나 올리브 오일 3큰술, 식초 1큰술, 통후추 가루 약간

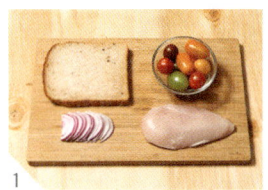

1
적양파는 모양대로 가늘게 채 썰고, 방울토마토는 반으로 갈라서 준비한다.

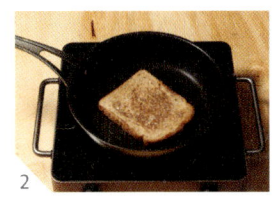

2
호밀식빵은 팬에 기름을 두르지 않고 그대로 노릇하게 구워낸다.

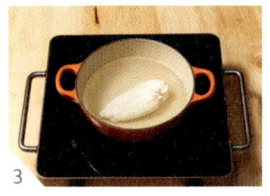

3
소금을 약간 넣고 중 불에서 닭가슴살을 익혀낸다.

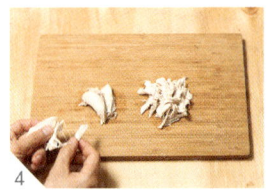

4
익힌 닭가슴살은 먹기 좋은 크기로 손으로 찢어준다.

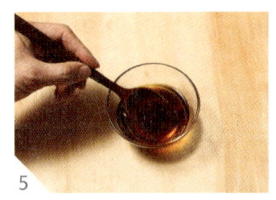

5
간장, 설탕, 레몬즙, 올리브 오일, 식초, 후추가루를 분량대로 섞어 드레싱을 만든다. 준비된 재료들과 어린잎채소를 곁들여 완성한다.

이건호 chef Tip

오리엔탈 드레싱은 먹을 만큼 그때 그때 바로 만들어 먹는 것이 좋다. 간장을 베이스로 하는 오리엔탈 드레싱은 해산물, 육류, 샐러드, 볶음 등 다양한 요리에 사용이 가능하다.

떠먹는 베이크드 크림 포테이토

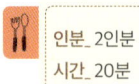
인분_ 2인분
시간_ 20분

감자를 삶아 으깬 부드러운 매쉬 위에 생크림과 크림치즈를 넣어 가볍게 떠먹는 크림치즈 포테이토.

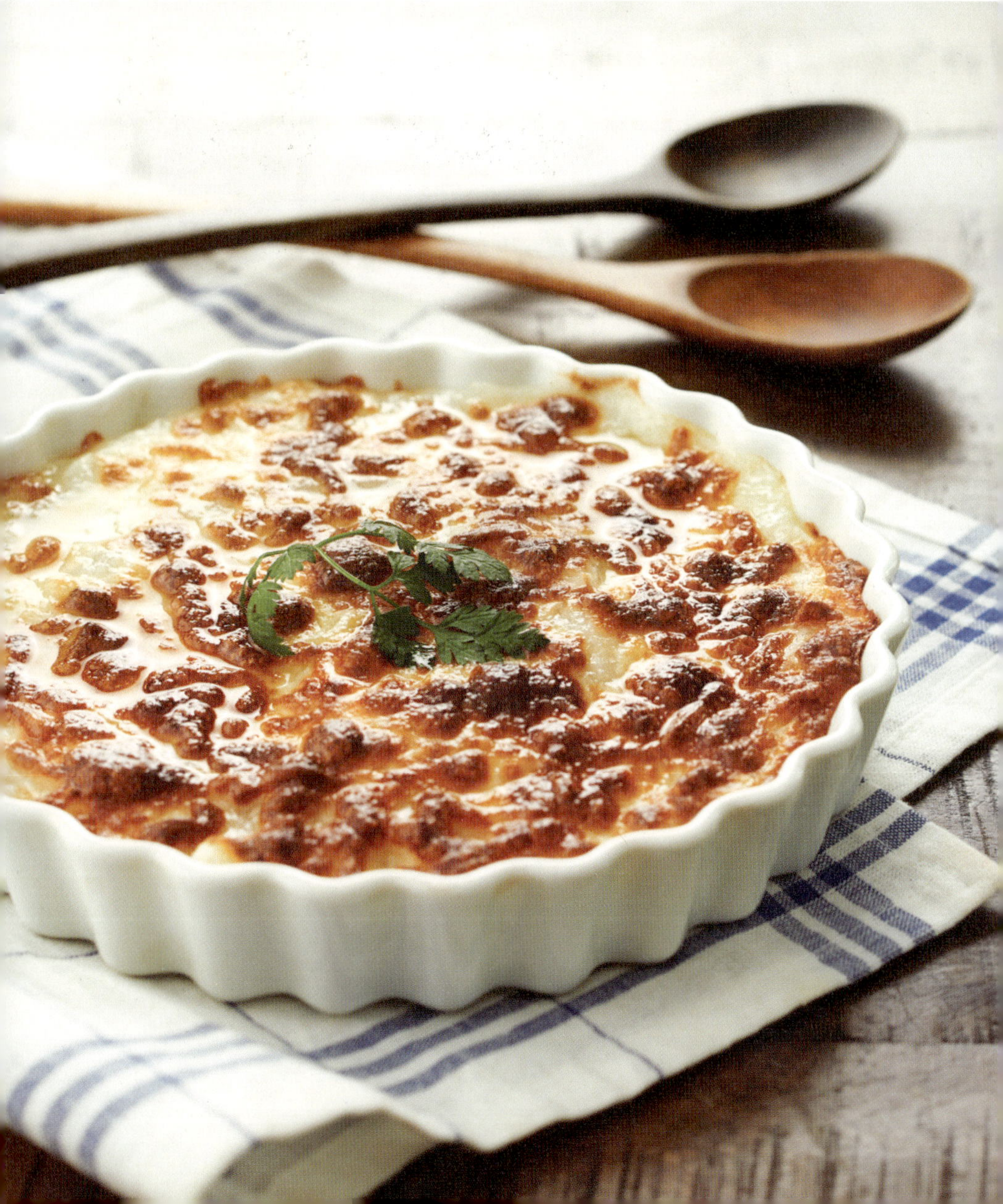

재료 준비	감자 2개, 생크림 2컵, 크림치즈 80g, 이태리파슬리 다진 것 약간, 소금 약간, 모짜렐라치즈 1/2컵 (치즈는 기호에 따라 가감 가능)

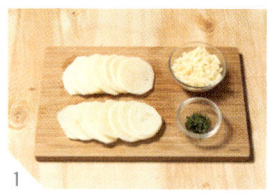

1

감자는 껍질을 벗겨 얇게 썰어주고, 파슬리는 다져서 준비한다.

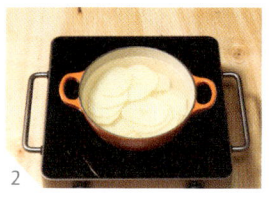

2

냄비에 생크림과 크림치즈 감자를 넣고 완전히 익을 때까지 뭉근하게 끓여 으깬다.

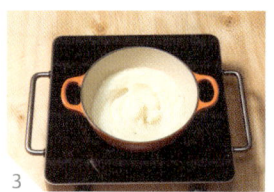

3

매쉬가 걸쭉한 상태가 되면 기호에 맞게 소금을 약간 넣고 충분히 섞어준다.

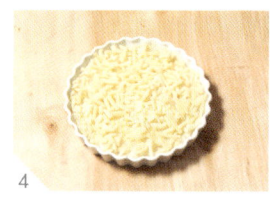

4

오븐용 그릇에 담은 후 모짜렐라 치즈를 얹어서 180도 오븐에서 치즈가 녹을 정도로 노릇하게 구워낸다.

이건호 chef Tip

감자는 삶지 않고 처음부터 오븐에 구워서 넣어주면, 더욱 고소하고 진한 맛이 난다. 치즈를 얹지 않고도 그대로 부드럽게 즐길 수 있다. (매쉬 : 삶거나 구워서 부드럽게 으깬 음식)

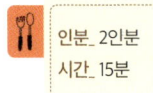
인분_ 2인분
시간_ 15분

아보카도 달걀 샌드위치

지방과 단백질이 풍부해 과일 중에서 가장 균형 있는 영양을 갖춘 과일 '아보카도'로 만든 달걀 샌드위치.

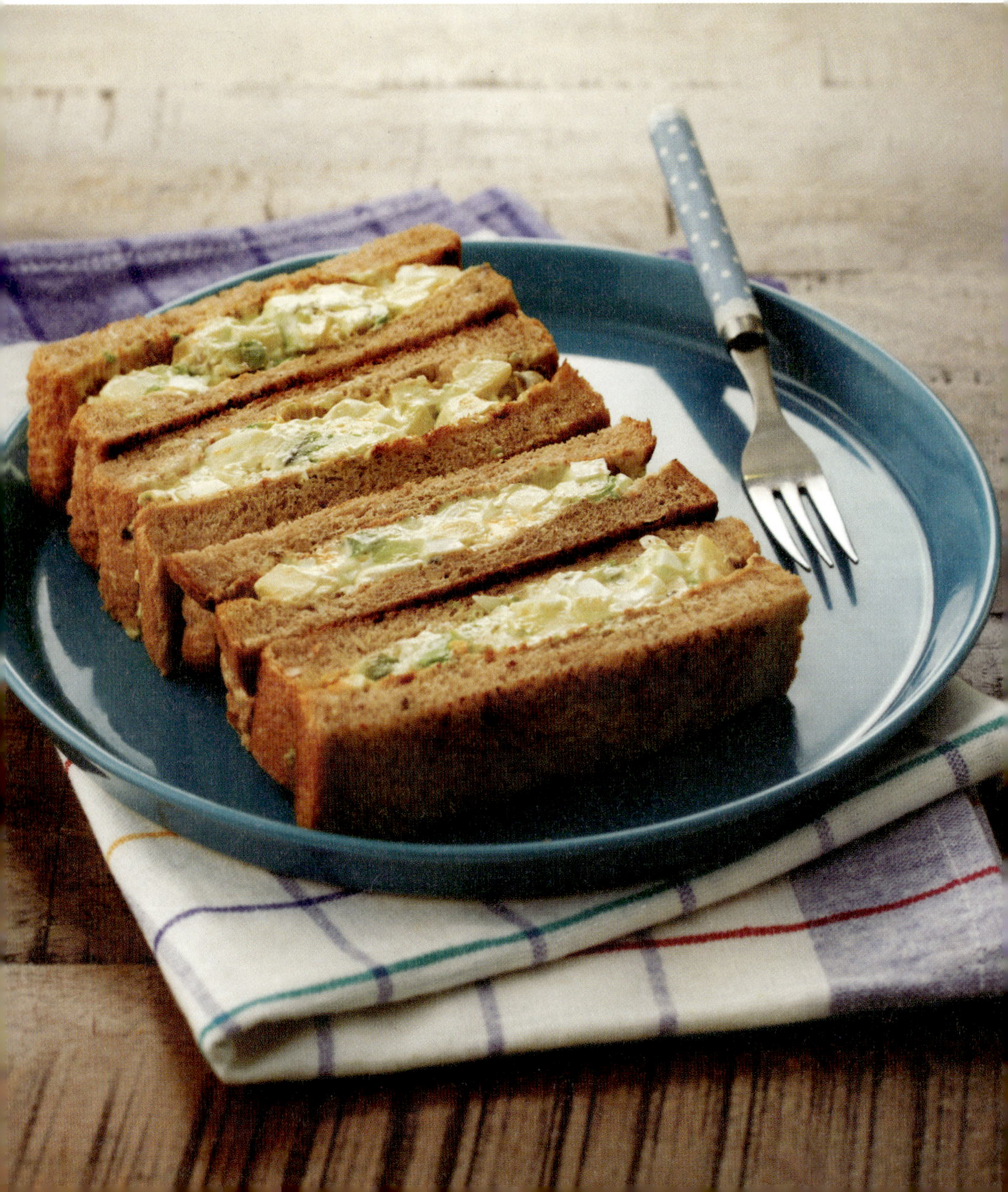

재료	호밀식빵(곡류식빵) 4개, 아보카도 1개, 사과 1개, 삶은 달걀 1개, 다진 호두 약간
준비	**소스(드레싱)** 마요네즈 3큰술, 플레인 요거트 1/2컵, 소금 약간, 후추 약간

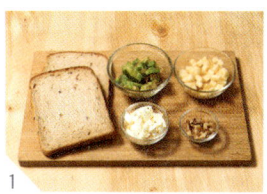

1

아보카도와 사과는 껍질을 벗기고 과육만 큼직하게 다진다. 삶은 달걀도 큼직하게 다져서 준비한다.

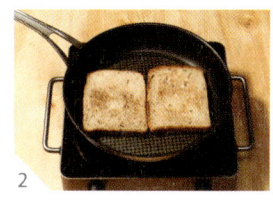

2

호밀식빵은 팬에 기름을 두르지 않고 앞뒤로 갈색이 나도록 구워낸다.

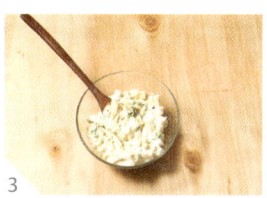

3

다진 아보카도, 사과, 삶은 달걀, 다진 호두, 마요네즈, 요거트, 소금, 후추를 넣고 골고루 섞어준다.

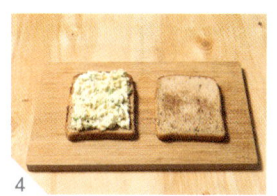

4

구운 빵에 ③의 속재료를 넣고 샌드위치를 완성한다.

이건호 chef Tip

지방 성분이 많아 '숲의 버터'라고 불리는 아보카도는 겉 껍질이 검고 부드러울 때가 가장 맛있다. 아보카도를 손질 할 때는 칼로 둥글게 씨가 닿도록 칼집을 넣은 후 양손으로 비틀어서 분리한다.

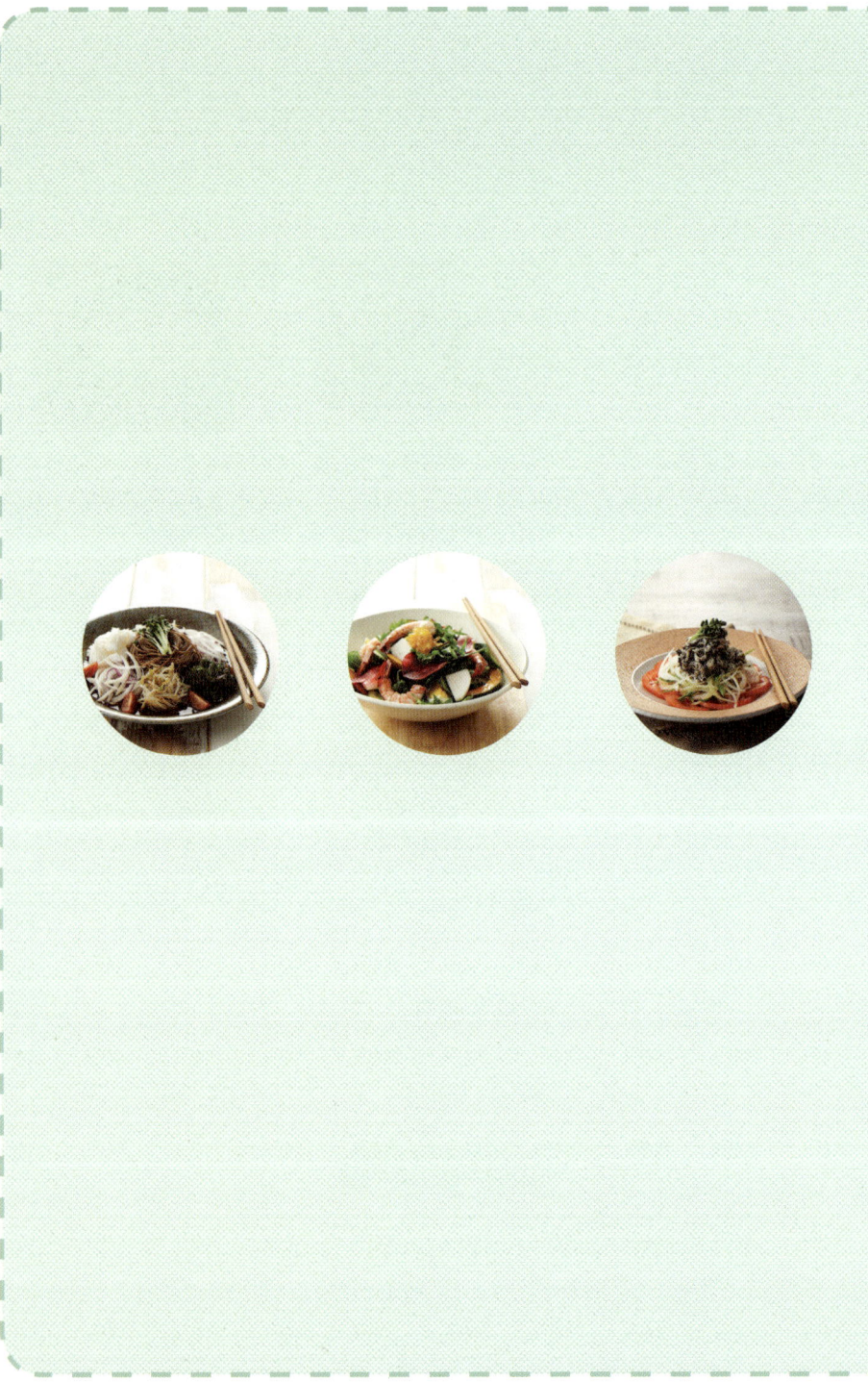

Part 2

시원함으로 입덧 잡는
'냉채요리'

따뜻한 음식은 입덧에 도움이 되지 않는다.
시원함과 '신맛', 즉 새콤한 요리는 입덧을 완화시키는 동시에
입맛을 돋워 2세의 건강에도 도움을 줄 수 있다.

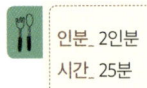

인분_ 2인분
시간_ 25분

신선한 계절 채소를 맛있게 돌돌~ '월남쌈'

라이스 페이퍼에 다양한 채소를 취향에 맞게 넣어 돌돌 말아 건강하고 신선하게 즐기는 월남쌈.

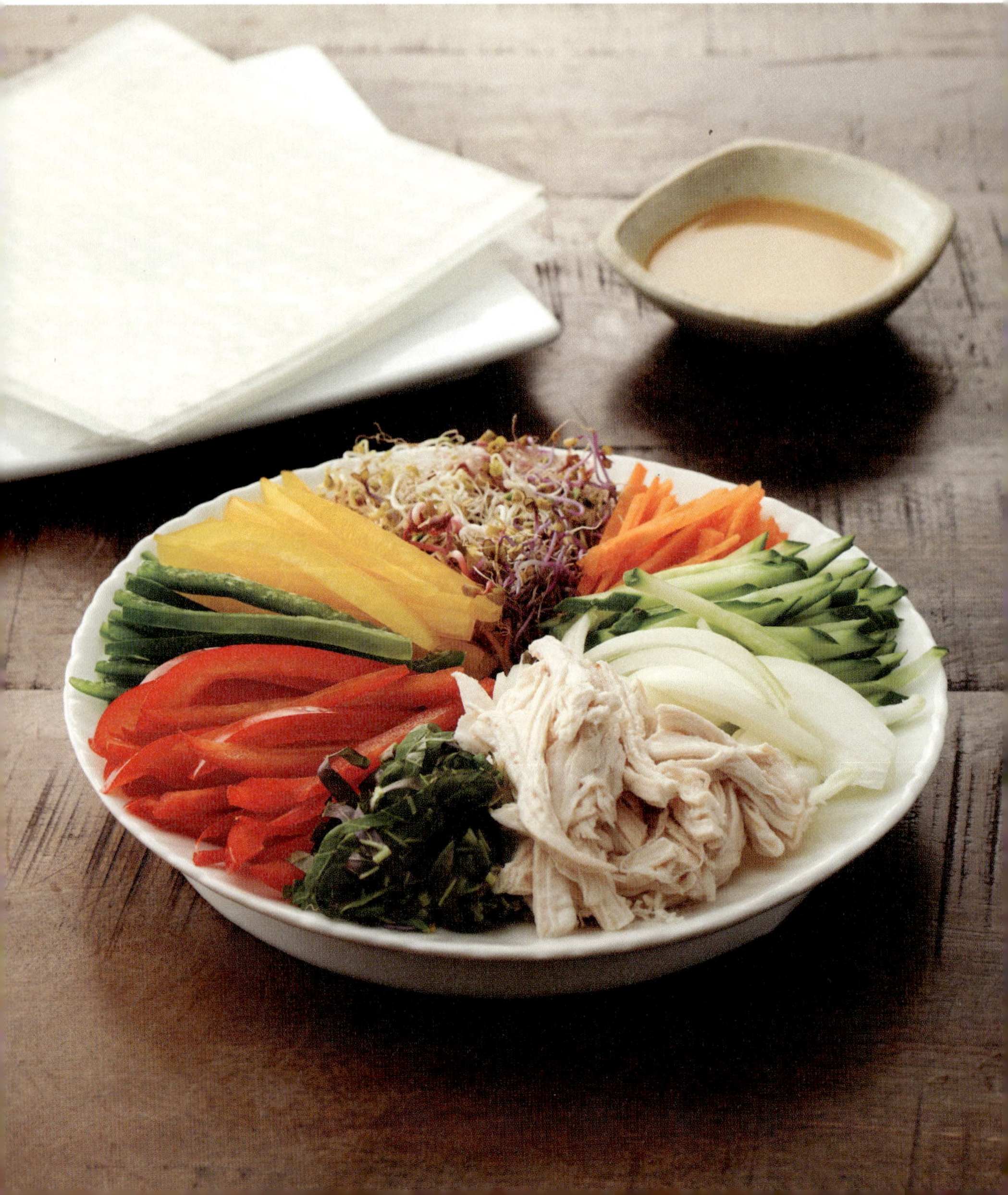

재료 준비 청피망 1개, 적색 파프리카 1개, 노란 파프리카 1개, 오이 1개, 당근 1/2개, 깻잎 20장, 새싹 1줌, 양파 1/2개, 닭가슴살 2개, 라이스 페이퍼 1팩

소스(드레싱) 겨자 1큰술, 요리에센스 연두순 1/2큰술, 물 3큰술, 식초 1큰술 반, 다진마늘 1/2큰술, 올리고당 1큰술, 양조간장(501) 1/2큰술, 레몬즙 1/2큰술

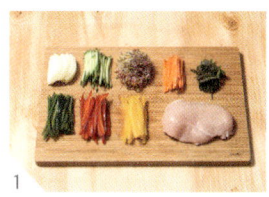

1 새싹을 제외한 모든 채소는 가늘게 채 썰어 준비한다.

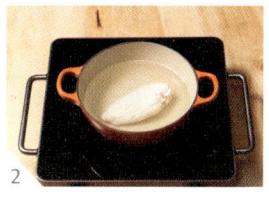

2 소금을 약간 넣고 중 불에서 닭가슴살을 익혀낸다.

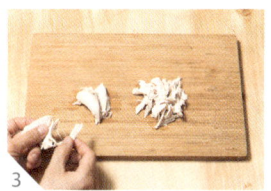

3 익힌 닭가슴살은 먹기 좋은 크기로 손으로 찢어준다.

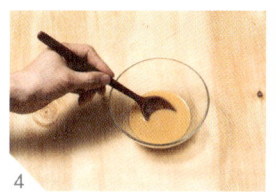

4 분량의 소스 재료를 모두 넣고 골고루 잘 섞어서 소스를 완성한다.

이건호 chef Tip

월남쌈 소스는 견과류 등을 이용한 땅콩소스, 달콤한 칠리소스, 매콤한 고추를 넣어 만든 액젓소스, 피쉬소스 등 식성에 따라 만들어 즐길 수 있다. 라이스 페이퍼는 대부분 건조시킨 형태로 유통되기 때문에, 섭취 전 뜨거운 물에 적셔서 먹어야 한다.

인분_ 2인분
시간_ 20분

냉소바 비빔냉채

시원하고 쫄깃한 메밀면에 다양한 채소와 해산물을 곁들인 시원하고
쫄깃한 메밀면은 알싸하고 개운한 맛은 물론 영양까지 책임진다.

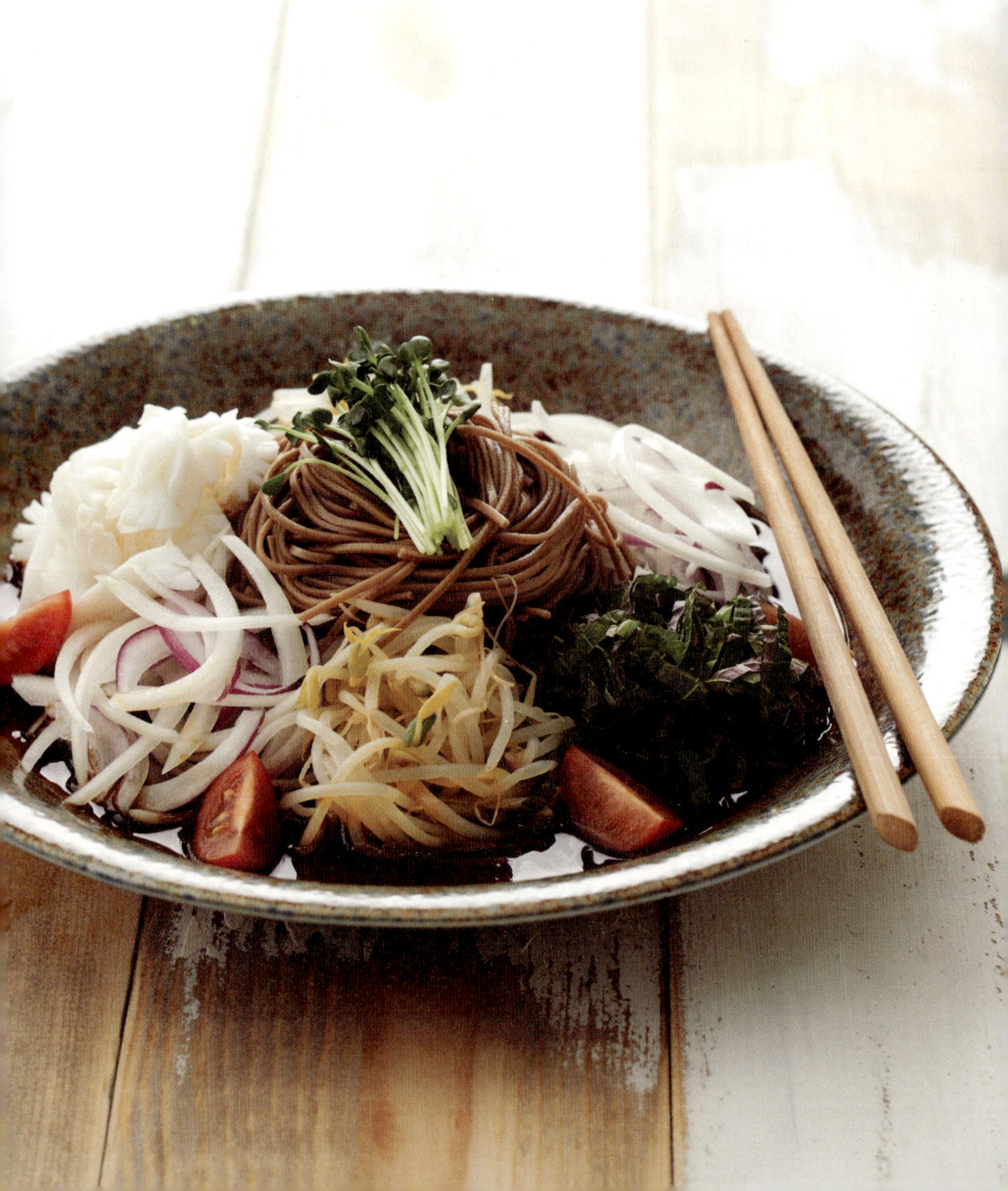

재료 준비	적양파 1/4개, 양파 1/4개, 갑오징어 80g, 메밀면 110g, 깻잎 10장, 숙주 80g, 무순 약간, 완숙 토마토 1개
	와사비 맛간장소스 양조간장(501) 2큰술, 식초 1큰술 반, 레몬즙 1큰술, 참기름 1큰술 반, 설탕 2큰술 반, 폰타나 올리브오일 3큰술, 다진 마늘 1/2큰술, 요리에센스 연두순 1/3큰술, 와사비 1/3큰술

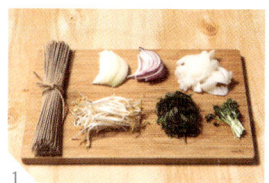

1

적양파, 양파, 깻잎은 가늘게 채 썰어서 준비한다.

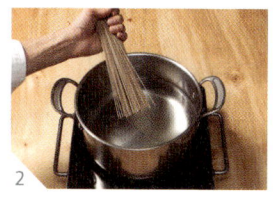

2

끓는 물에 메밀면을 넣고 삶아준다. 물이 끓어 오르면 중간중간 찬물을 넣어가며 쫄깃하게 삶아준다.

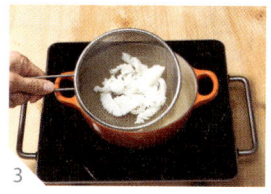

3

갑오징어는 끓는 물에 살짝 데쳐낸다.

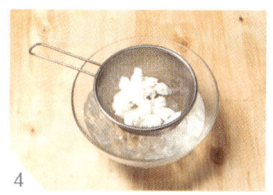

4

데친 갑오징어는 얼음물에 빨리 식혀 차갑게 한다.

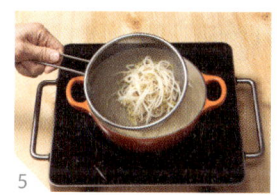

5

숙주나물도 끓는 물에 1분간 데쳐낸다.

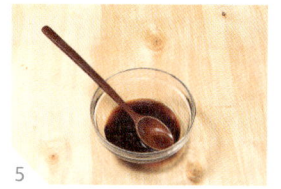

5

분량의 소스 재료를 모두 넣고 골고루 잘 섞어서 소스를 완성한다.

이건호 chef Tip

건 메밀면은 5~7분 정도 삶는다. 삶는 중간중간에 물이 끓어 오를 때마다 찬물이나 얼음을 조금씩 넣어주면 더 쫄깃한 면발이 된다.

인분_ 2인분
시간_ 20분

싱싱한 새우를 곁들인 채소 샐러드

입맛을 돋우는 상큼한 드레싱과 지친 몸에 생기를 불어넣는 싱싱한 새우, 치커리, 비트, 단호박, 달걀까지 신선하고 풍성한 맛을 한번에 즐길 수 있는 샐러드.

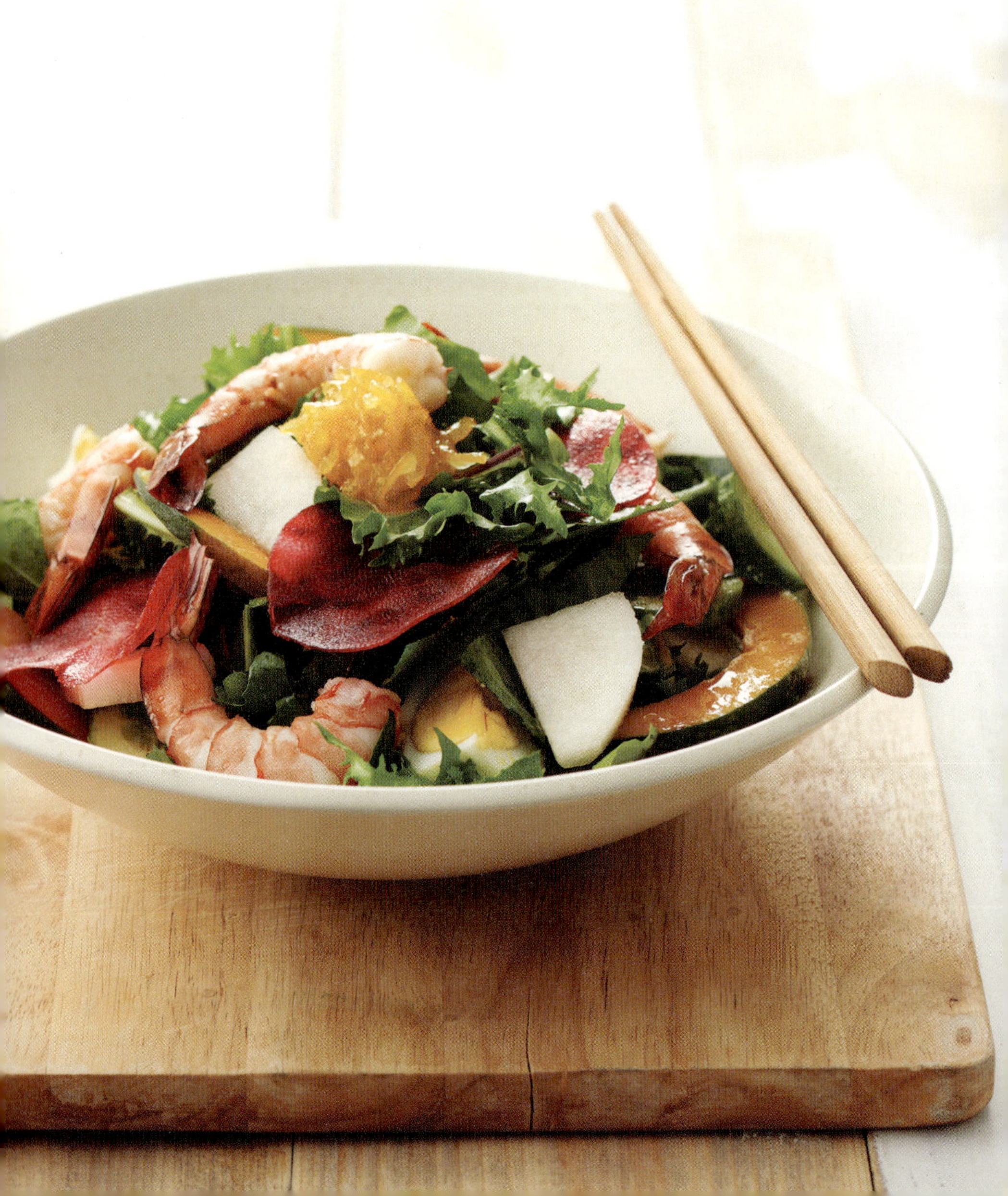

재료 준비	새우 6마리, 단호박 1/8개, 오이 1개, 배 1/4쪽, 삶은 달걀 1개, 비트 슬라이스 8쪽, 유자청 2큰술, 치커리, 케일, 적치커리
	소스(드레싱) 요리에센스 연두순 1큰술, 설탕 1큰술, 양조식초 1큰술 반, 양조간장(501) 1/2큰술, 참기름 약간

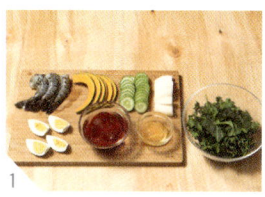

1
오이는 링 형태로, 비트는 동그랗게 썰어 찬물에 담그고, 단호박은 길이대로 두툼하게 썬다.

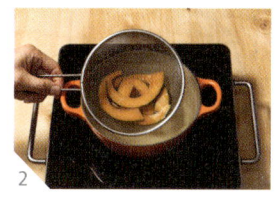

2
단호박은 끓는 물에 약 2분간 데쳐내어 그대로 식힌다.

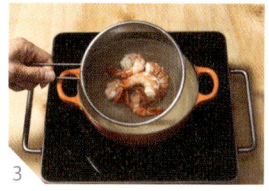

3
새우는 끓는 물에 약 1분간 데쳐낸다.

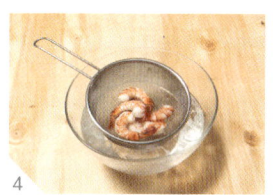

4
데친 새우는 바로 얼음물에 식힌 후 바로 건져낸다.

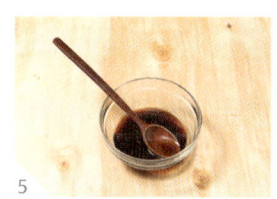

5
분량의 재료들을 모두 섞어 드레싱을 만든다.

이건호 chef Tip

새우는 조리하기 전에 등쪽에 검은 실과 같이 보이는 내장을 이쑤시개 등을 사용해 제거한다. 새우와 같은 해산물은 너무 오래 물에 데치면 질겨지므로 살짝만 데쳐내어 빨리 식히는 것이 맛있게 먹는 포인트다.

인분_ 2인분
시간_ 15분

흑임자 드레싱을 곁들인 닭가슴살 샐러드

매콤한 꽈리 고추와 담백한 닭가슴살에 고소한 흑임자드레싱을 곁들여 만든 색다른 샐러드.

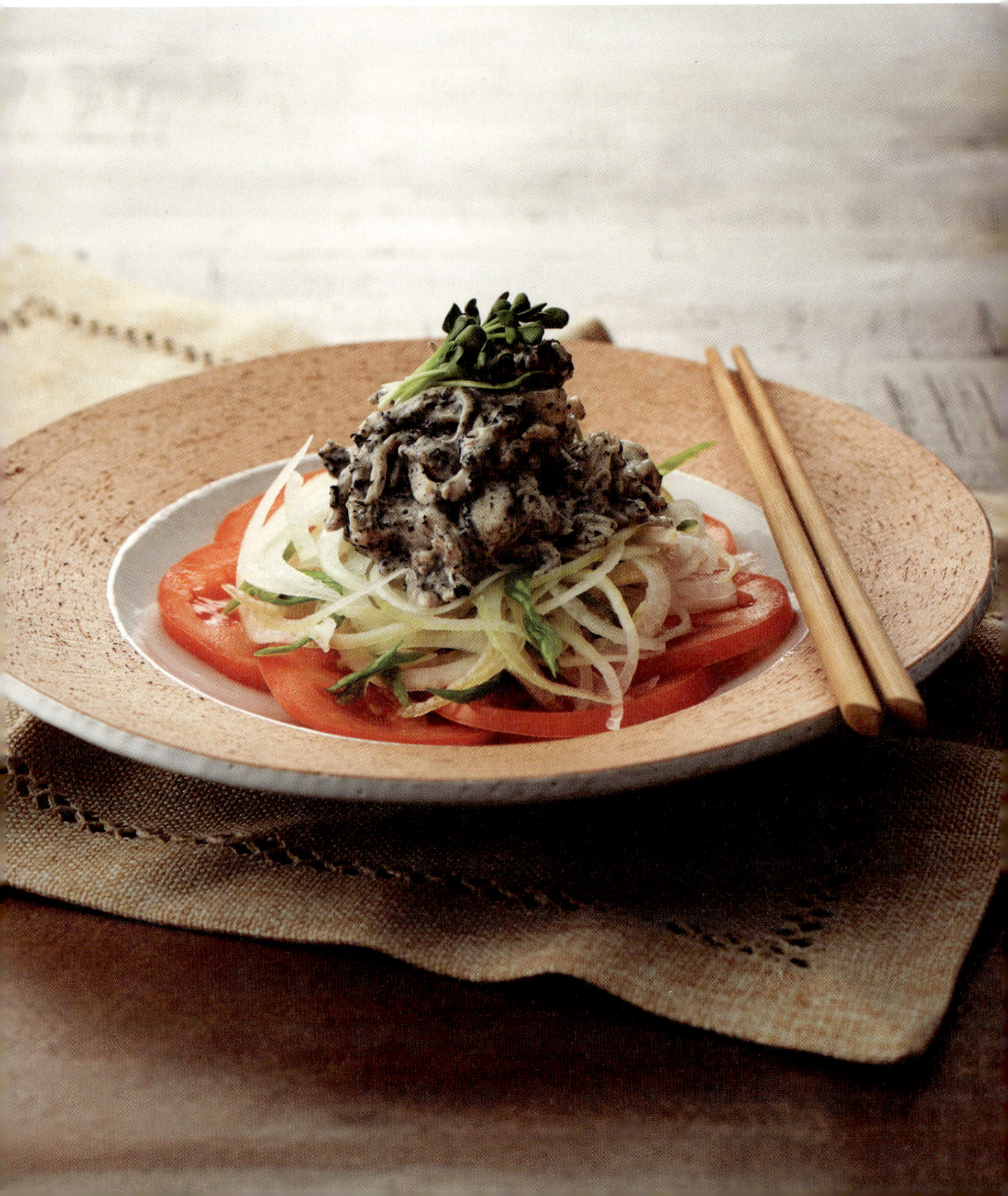

재료	닭가슴살 1개, 완숙토마토 1개, 꽈리고추 6개, 양파 1/2개, 무순 약간
준비	**흑임자소스(드레싱)** 흑임자 가루 3큰술, 마요네즈 3큰술, 설탕 1큰술, 참기름 1/2큰술, 소금 약간, 레몬즙 1/2큰술

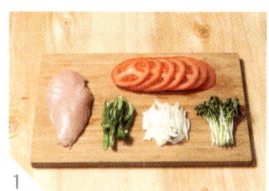
1
토마토는 원형 그대로 자른다. 꽈리고추는 반을 갈라 씨를 뺀 후 어슷하게 썰고, 양파는 채 썰어 준비한다.

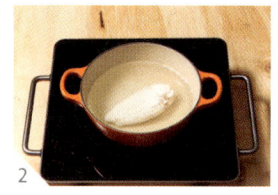
2
소금을 약간 넣고 중 불에서 닭가슴살을 익혀낸다.

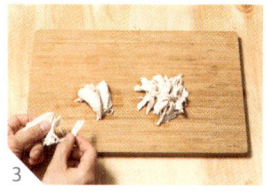
3
익힌 닭가슴살은 먹기 좋은 크기로 손으로 찢어준다.

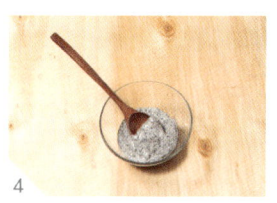
4
분량의 재료들을 모두 섞어 드레싱을 만든다.

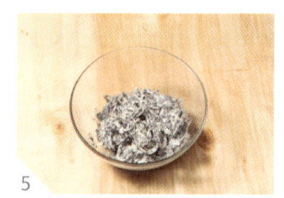
5
③의 닭가슴살과 ④의 흑임자 드레싱을 볼에 넣고 골고루 무쳐서 담아낸다.

이건호 chef Tip

흑임자 가루를 만들 때는 절구에 빻아 주거나 믹서기에 곱게 갈아서 사용한다.

인분_ 2인분
시간_ 12분

매콤한 살사에 빠진 담백한 연두부

촉촉하고 담백한 맛의 연두부와 매콤한 맛간장 소스를 곁들여 누구나 쉽게 즐길 수 있는 요리.

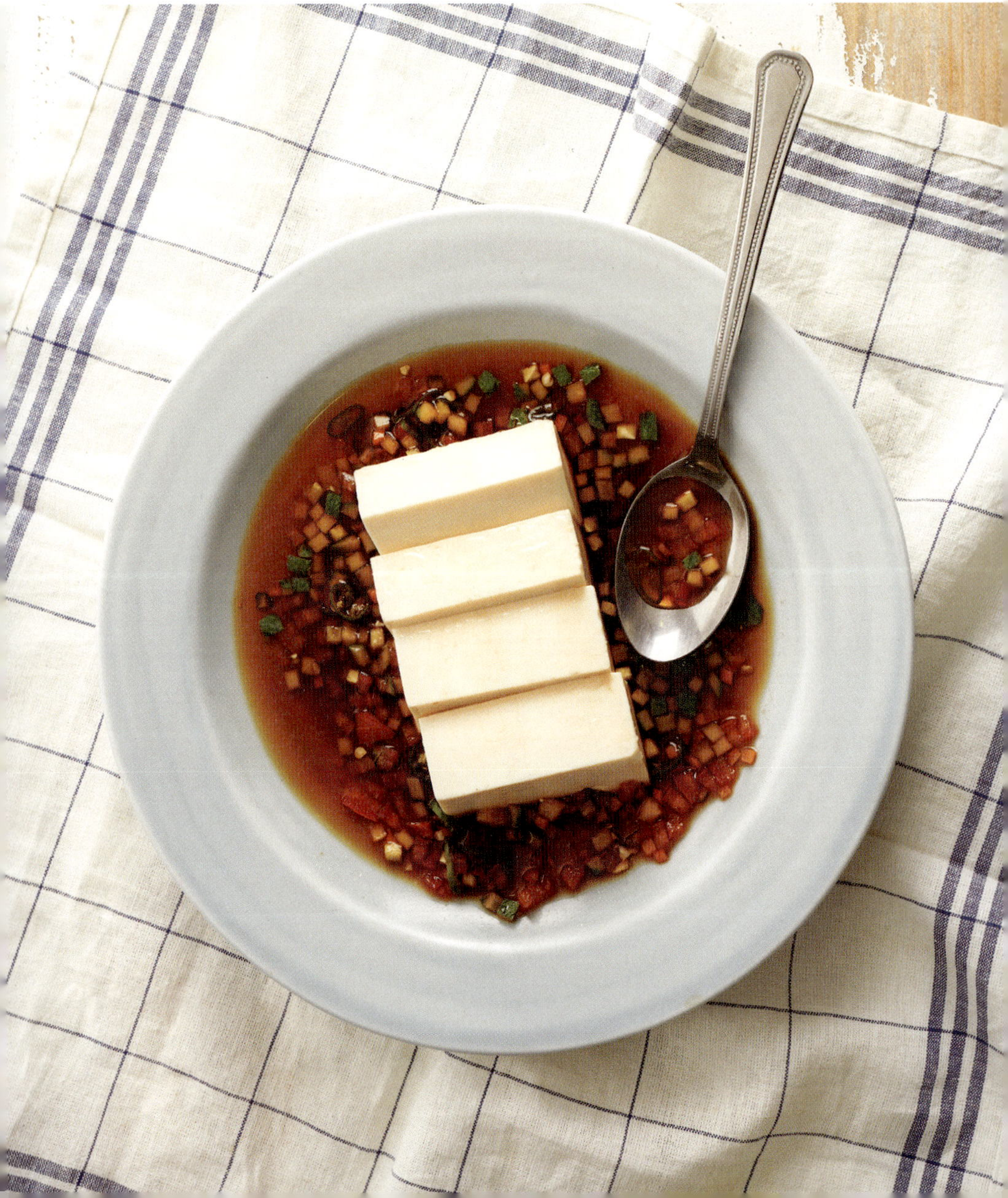

| 재료 준비 | 연두부 2모
매콤살사(드레싱) 폰타나 올리브오일 1/2컵, 꿀 1큰술, 양조간장(501) 1큰술, 참기름 1큰술, 레몬주스 1/2큰술, 다진 마늘 약간, 후추 약간, 오이 1/3개, 토마토 1/4개, 노랑 파프리카 1/4개, 청양고추 2개, 당근 1/4개 |

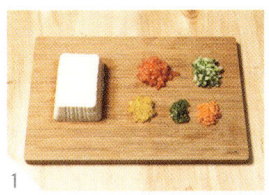

1

오이, 토마토, 노란 파프리카, 청양고추, 당근 등 두부를 제외한 모든 재료는 잘게 다져서 준비한다.

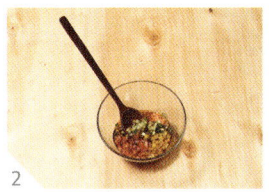

2

①의 다진 야채들과 올리브오일, 꿀, 간장, 참기름, 레몬주스, 다진 마늘, 후추 약간을 넣고 골고루 섞어 소스를 만든다.

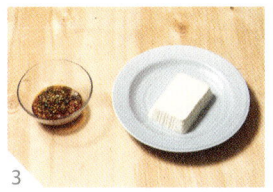

3

준비된 연두부를 담고 소스를 곁들여 담는다.

이건호 chef Tip

연두부는 수분이 많아 팩에서 뺄 때 쉽게 빠지지 않고 으깨질 수 있다. 이때는 개봉 전에 뒷부분 모서리를 살짝 자른 후에 열면 쉽게 빼낼 수 있다.

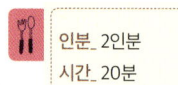
인분_ 2인분
시간_ 20분

사과&아보카도 딥소스에 찍어 먹는 나쵸칩

새콤하고 크리미한 아보카도와 은은하게 구운 마늘향이 가미된 사과 딥소스는 나쵸칩과 더할 나위 없는 맛의 조화를 이룬다.

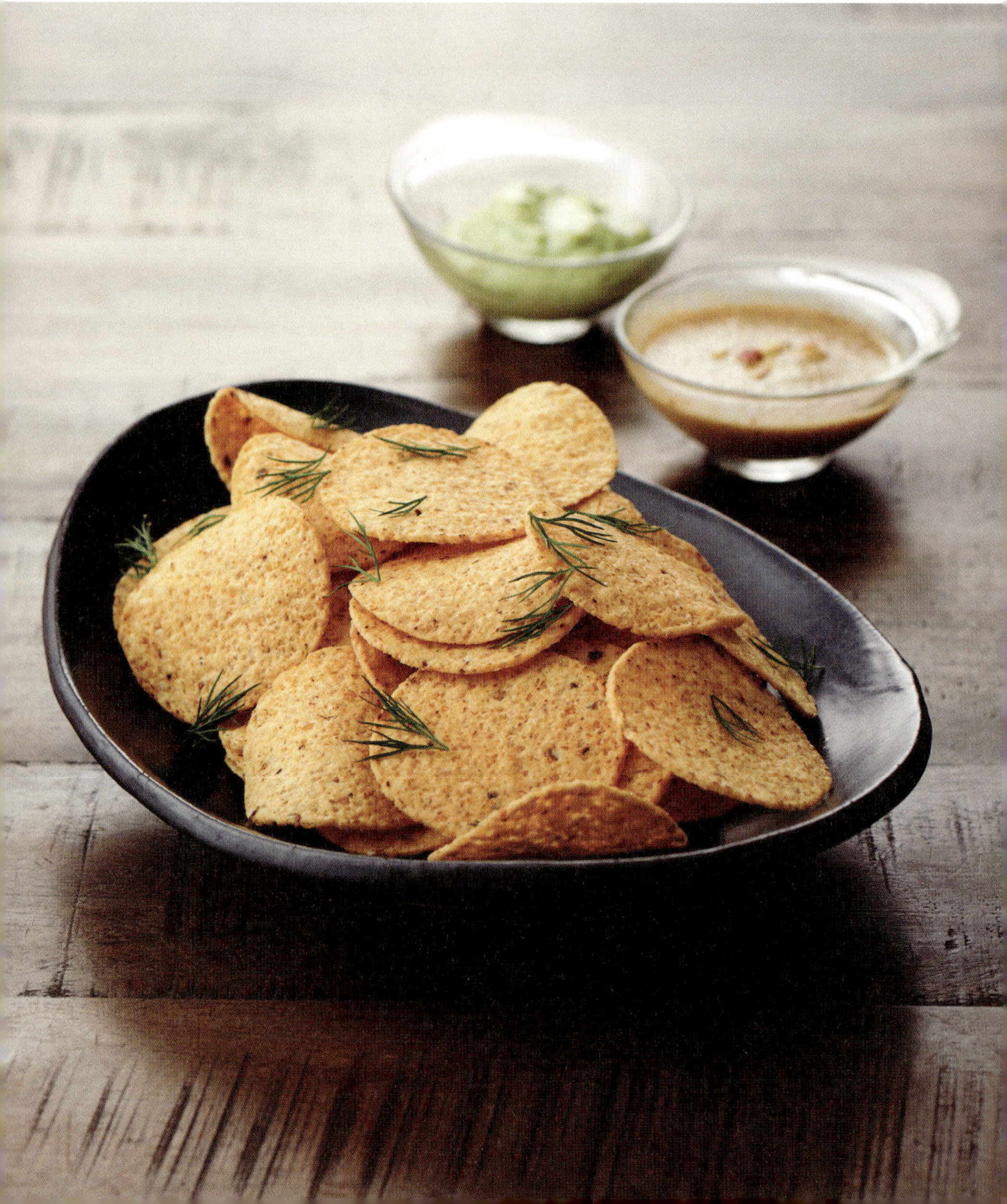

재료	나쵸칩, 폰타나 포도씨유 2큰술
준비	**사워크림 아보카도 딥소스** 아보카도 1개, 샤워크림 1/2컵, 레몬즙 1큰술, 꿀 1큰술, 마요네즈 2큰술, 소금 약간, 후추 약간
	구운마늘사과 딥소스 마늘 4톨, 사과 1개반, 피스타치오 2큰술, 폰타나 올리브 오일 1/3컵, 레몬즙 1큰술, 꿀 1큰술, 물 3큰술, 소금 약간

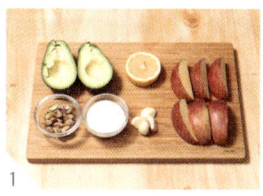

1
아보카도는 껍질을 벗기고 씨를 빼서 준비한다. 사과는 씨를 제거하고 크게 썰어서 준비한다.

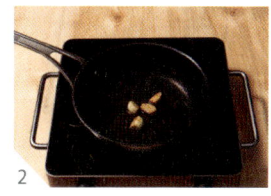

2
팬에 포도씨유를 넣고 마늘을 노릇하게 구워낸다.

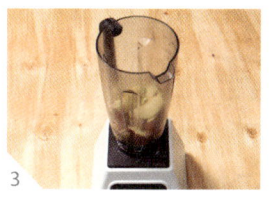

3
구운 마늘과 사과, 피스타치오, 올리브 오일, 레몬즙 꿀, 물, 소금 약간을 함께 넣고 곱게 갈아준다.

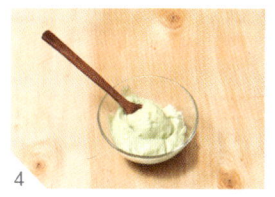

4
아보카도, 샤워크림, 레몬즙, 꿀, 마요네즈, 소금 약간, 후추 약간을 넣고 곱게 갈아준다.

이건호 chef Tip

사과와 아보카도 딥소스는 분량의 모든 재료를 블랜더(또는 믹서기)에 넣고 갈아서 만든다.

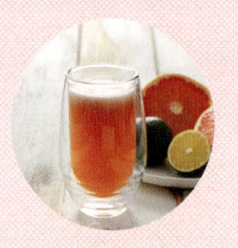
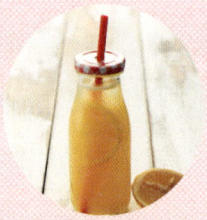
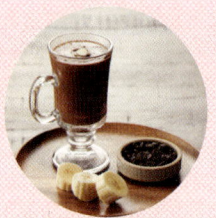

Part 3

달콤한 목 넘김
'마실거리'

어떤 음식도 신통치 않을 때,
아내가 시원하게 들이킬 수 있는 건강음료를 만들어보자.
건강하고 맛도 있는데다 영양까지 한꺼번에 잡은 특급레시피는 따라하기만 해도 충분하다.

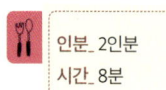

인분_ 2인분
시간_ 8분

쉐이킷! 쉐이킷! 블루베리&딸기 쉐이크

달콤한 아이스크림과 우유에 블루베리 또는 딸기를 넣어 곱게 갈아서 만든 시원하고 부드러운 음료.

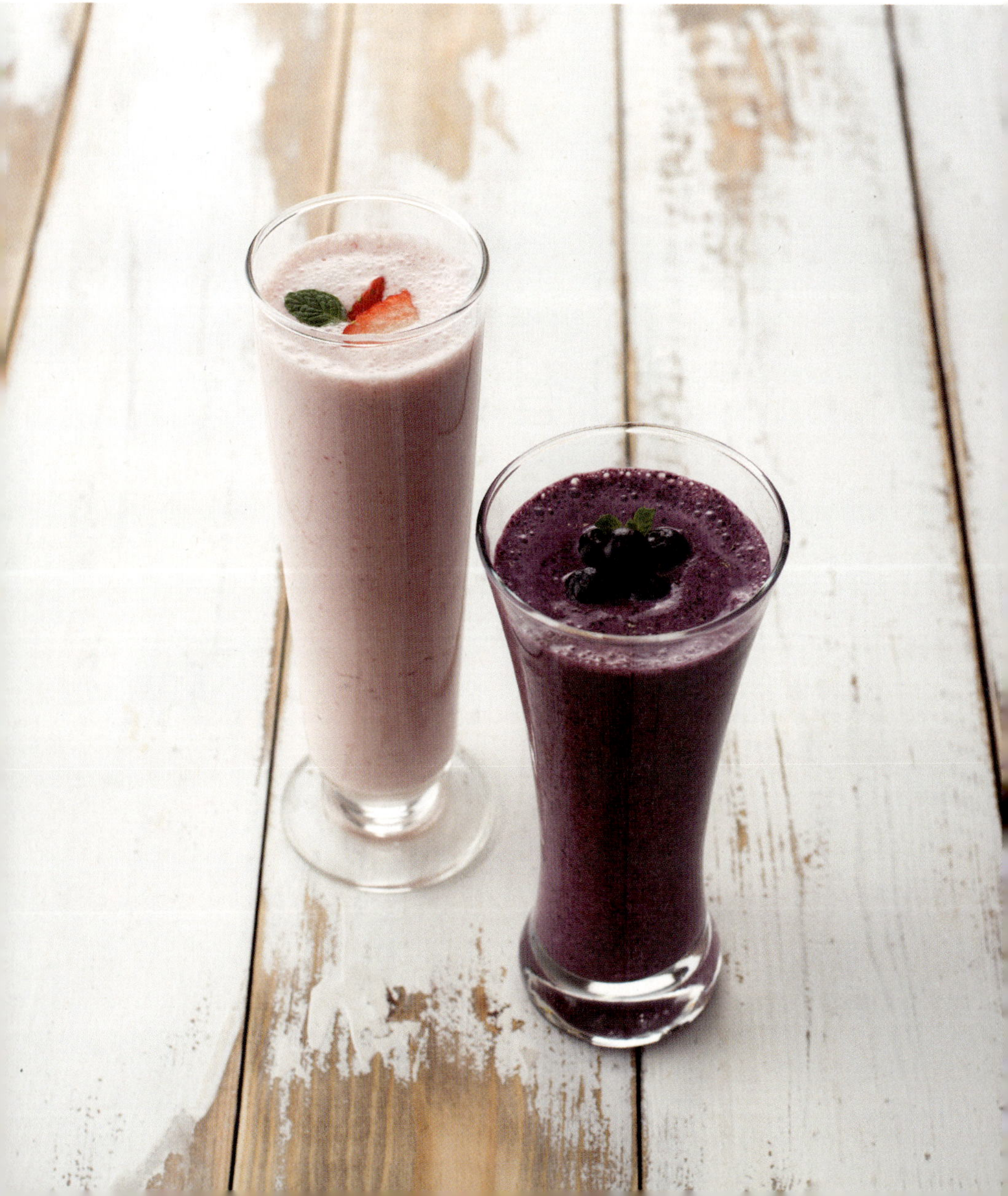

| 재료 준비 | **블루베리 쉐이크** 블루베리 1컵, 바닐라 아이스크림 1컵, 우유 1/2컵, 민트잎 1개, 꿀(또는 설탕) 1큰술
딸기 쉐이크 딸기 1컵, 바닐라 아이스크림 1컵, 우유 1/2컵, 민트잎 1개, 꿀(또는 설탕) 1큰술 |

블루베리 쉐이크

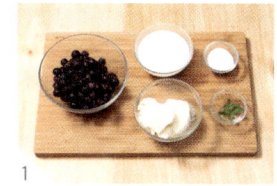

1
블루베리와 아이스크림, 우유, 설탕(또는 꿀)을 준비한다.

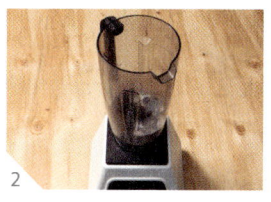

2
분량의 재료를 모두 넣고 블랜더(또는 믹서기)에서 곱게 갈아준다.

딸기 쉐이크

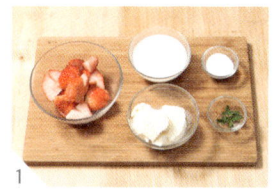

1
딸기와 아이스크림, 우유, 설탕(또는 올리고당)을 준비한다.

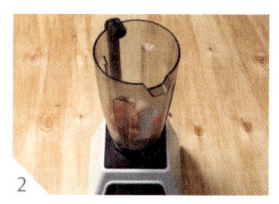

2
분량의 재료를 모두 넣고 블랜더(또는 믹서기)에서 곱게 갈아준다.

이건호 chef Tip

쉐이크에 같이 넣는 과일들은 냉동실에 얼려서 사용해도 좋고, 남은 과일 역시 얼려 두었다가 사용해도 좋다.
새콤한 맛을 더할때는 백년동안 흑초(블루베리)를 조금 넣어도 좋다.

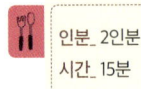
인분_ 2인분
시간_ 15분

상큼함의 대명사, 파인 레몬 에이드

파인애플과 레몬으로 쉽고 간단하게 만드는 상큼한 음료.

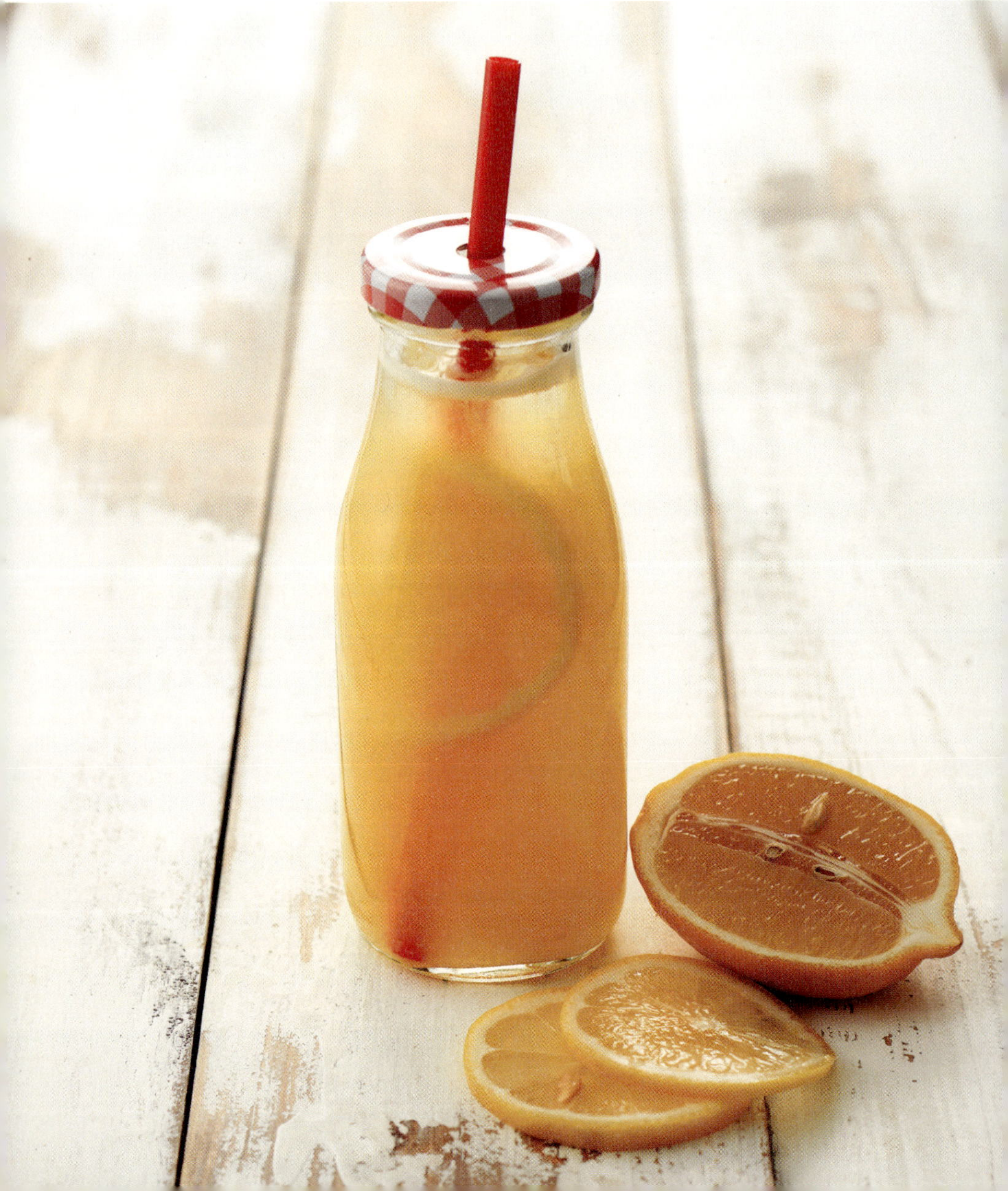

재료	파인애플 1/2개, 레몬(슬라이스) 1/2개, 탄산수(발스, vals) 1병(2컵), 레몬즙 2큰술, 얼음 적당량
준비	**시럽** 설탕 1컵, 물 1컵

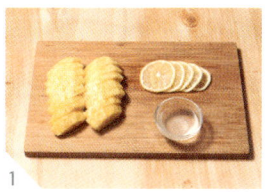

1

파인애플은 껍질을 벗겨서 큼직하게 썰고, 레몬은 얇게 썰어 놓는다.

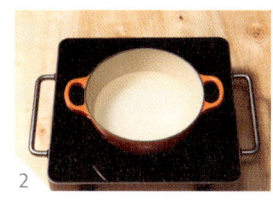

2

설탕과 물을 같은 비율로 넣고 젓지 않고 그대로 설탕이 다 녹을 때까지 끓여 시럽을 만들고 식힌다.

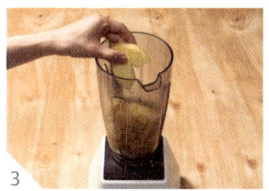

3

믹서기에 파인애플과 얼음, 시럽, 레몬즙을 넣고 곱게 갈아준다.

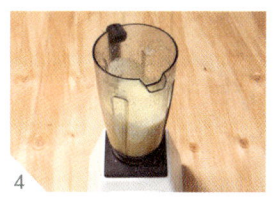

4

곱게 간 에이드는 유리잔에 담고 슬라이스 한 레몬을 곁들인다.

이건호 chef Tip

오렌지, 자몽 등의 과일 또는 라임, 체리, 민트 등을 넣어 색다르고 다양하게 만들 수 있다. 설탕 시럽 대신 올리고당이나 꿀을 사용해도 좋다.

인분_ 2인분
시간_ 10분

그린 스무디

신선한 채소와 과일만으로 맛있게 즐길 수 있는 건강음료.

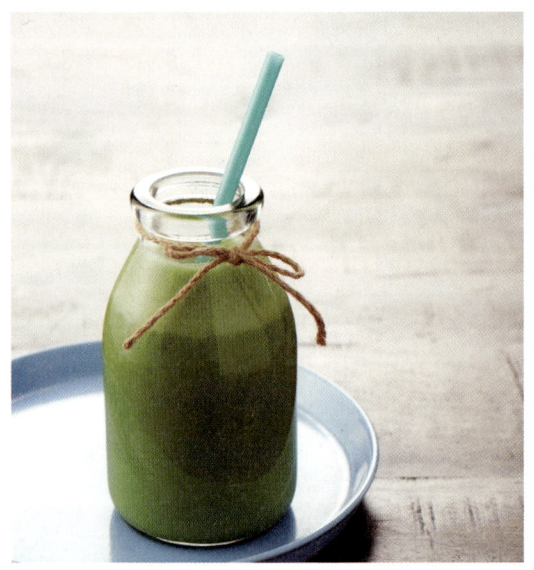

이건호 chef Tip

그린 스무디는 시금치 외에도 청경채, 샐러리, 케일, 브로콜리, 녹차가루 등을 넣어 입맛 따라 골라 넣을 수 있고 쉽게 만들 수 있다. 어린 채소의 경우 바로 사용하지만, 살짝 데쳐서 사용하면 채소의 풋내를 줄일 수 있다.

재료 준비
바나나 2개, 사과 1/2개, 어린잎 시금치 2줌(100g), 올리고당 2큰술(또는 설탕), 생수 1컵, 레몬즙 1큰술, 플레인요거트 1컵, 얼음 약간

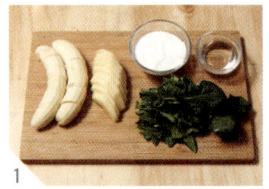

1

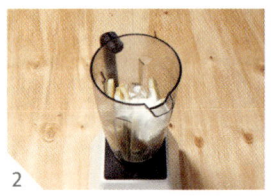

2

1 사과와 바나나는 껍질을 까고 큼직하게 썰고, 시금치는 깨끗이 씻어 다듬어 둔다.

2 시금치와 바나나, 사과, 플레인요거트, 얼음, 생수, 올리고당, 레몬즙을 모두 넣고 곱게 갈아 준다.

초콜릿 바나나 스무디

시원하게 즐기는 초콜릿 바나나 스무디.

인분_ 2인분
시간_ 12분

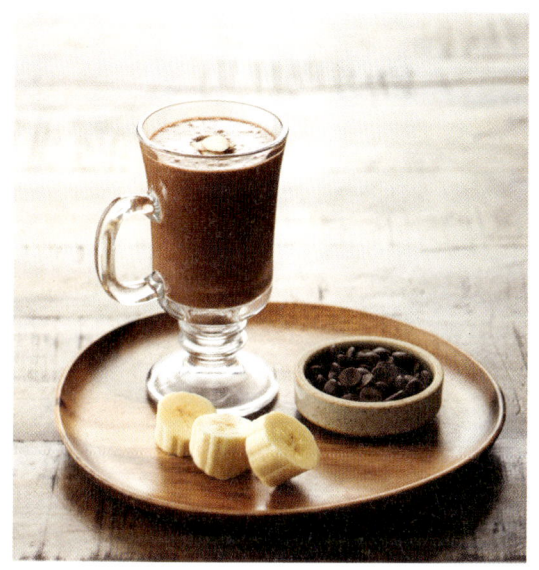

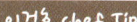

이건호 Chef Tip

초콜릿을 직접 녹이지 않고, 카카오 파우더를 넣어서 만들어도 초콜릿과 같은 맛을 즐길 수 있다. 불포화지방산이 풍부한 아몬드는 물에 불린 후, 물 또는 우유를 넣고 믹서에 갈아서 채에 내려 사용해도 좋다.

재료 준비   바나나 2개, 초콜릿(또는 카카오파우더) 1컵, 다진 견과류(아몬드&호두) 1/2컵, 우유 1컵(또는 생수)

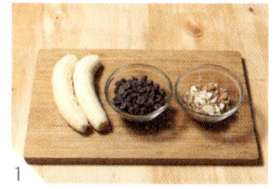

1
바나나는 껍질을 벗겨서 큼직하게 썰어 놓는다.

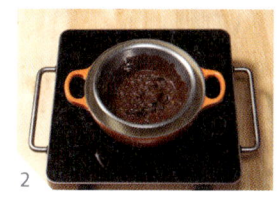

2
초콜릿은 중탕으로 녹여준다.

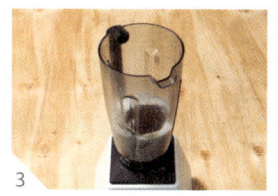

3
녹인 초콜릿, 바나나, 다진 견과류, 우유 모든 재료를 블렌더(또는 믹서)에 넣고 곱게 간다.

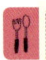

인분_ 2인분
시간_ 7분

자몽 스무디

시원하게 입맛을 돋궈주는 자몽 스무디는 새콤하면서 너무 달지 않으며 자몽 특유의 쌉쌀한 맛이 한 결 입안을 개운하게 해준다.

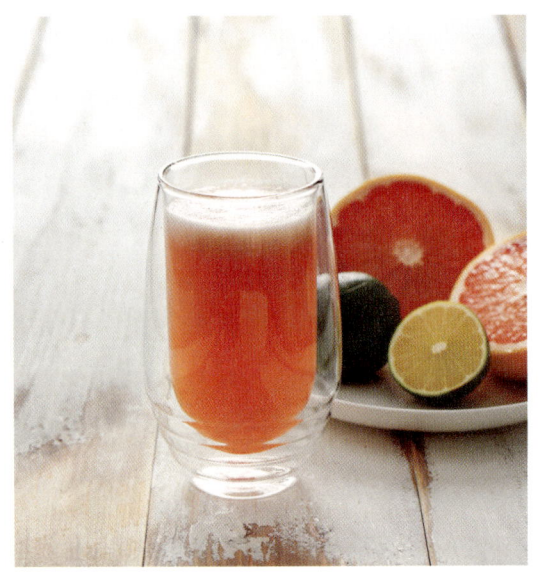

이건호 chef Tip

시럽이나 올리고당 대신 유자청, 매실청 등을 넣어서 즐길 수 있다.

재료 준비 자몽 2개, 라임(즙) 1개, 탄산수 1컵, 얼음 약간, 꿀 2큰술

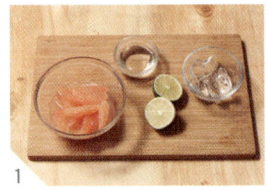

1
자몽은 껍질을 깎아 과육만 골라낸다.

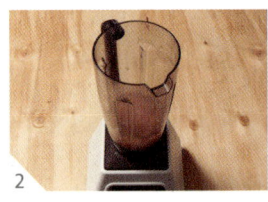

2
자몽, 라임즙, 탄산수, 얼음, 올리고당을 모두 넣고 곱게 갈아준다.

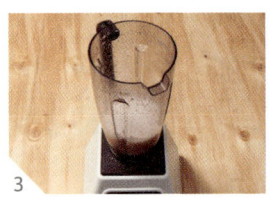

3
곱게 갈은 자몽 스무디를 컵에 담아 완성한다.

레몬 생강청 & 레몬 생강차

기침을 가라 앉히고 몸의 열을 올리는 등 감기 예방과 치료에 좋다고 알려진 생강레몬차. 특히 생강은 구역과 구토 증상 완화에 좋다.

인분_ 2인분
시간_ 15분

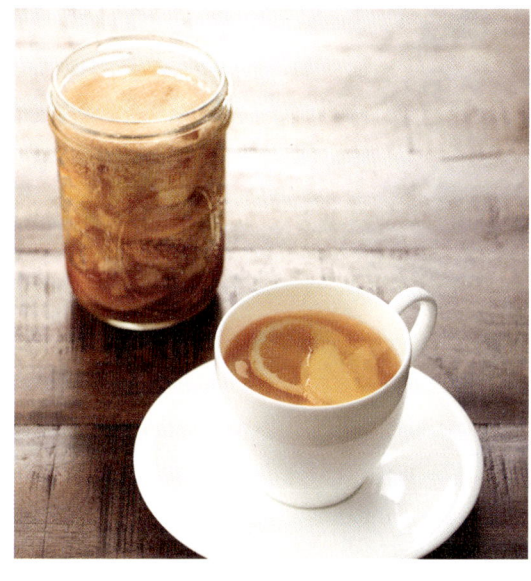

이건호 chef Tip

레몬 생강청은 실온에서 두었다가 설탕이 녹으면, 약 10~15일 이상 냉장에서 숙성시킨다.
여자를 한번 더 생각한 '순작'의 차 종류도 좋다.

재료 준비 생강 100g, 레몬 2개, 황설탕 1컵

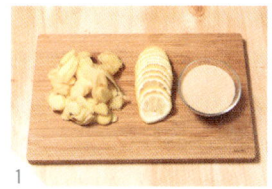

1
생강은 껍질을 벗겨 얇게 편으로 썰고, 레몬은 깨끗이 씻어 미끌거림을 제거한 후, 얇게 슬라이스 한다.

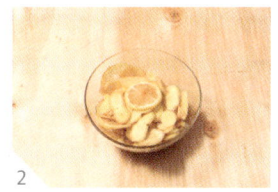

2
생강과 레몬에 황설탕 1/2컵을 넣고 골고루 섞는다.

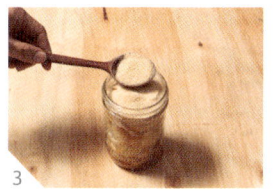

3
병에 생강, 레몬, 설탕을 켜켜이 서로 번갈아 가며 넣어주고, 마지막에 설탕으로 덮은 후에 밀봉한다.

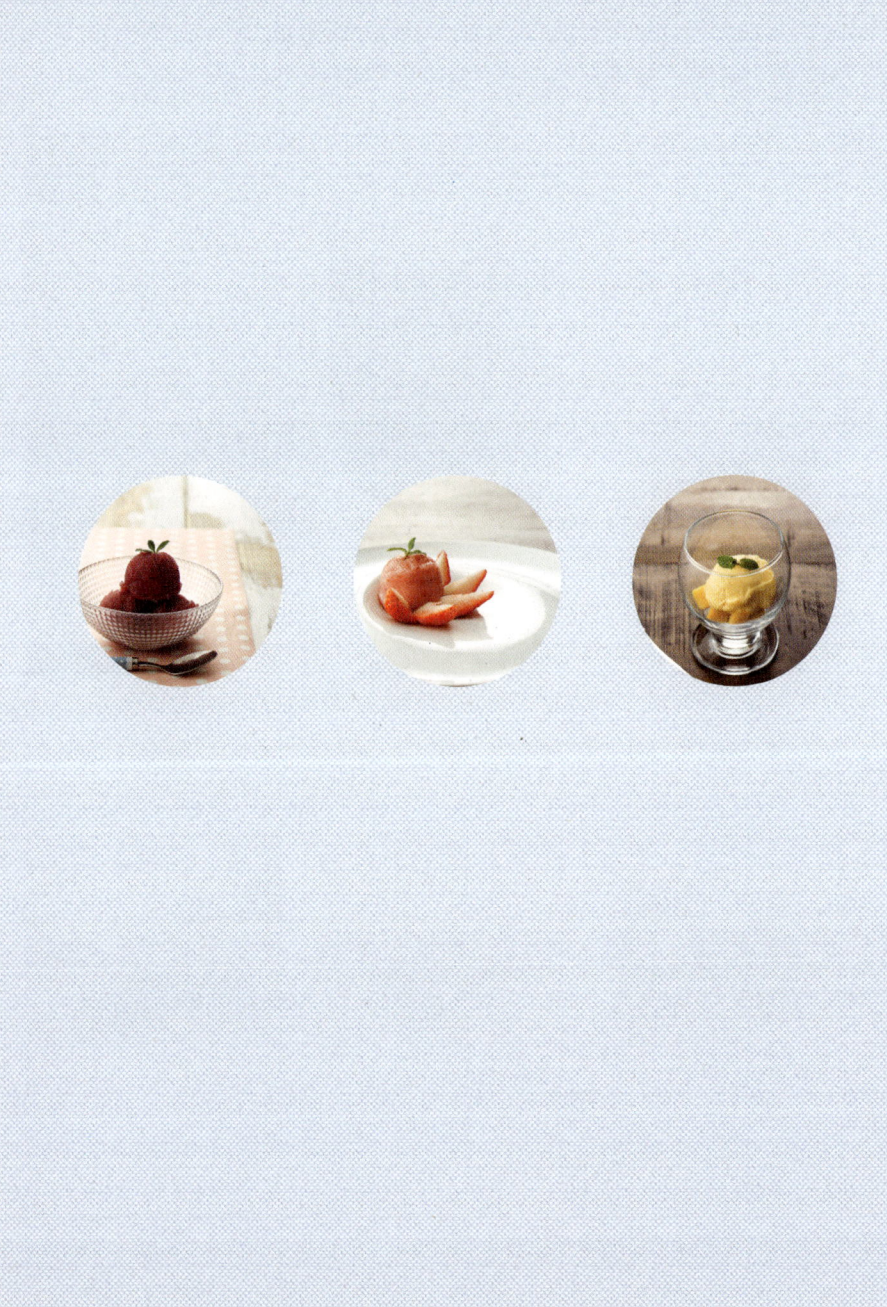

Part 4

틈날 때마다 먹는
'디저트'

틈날 때마다 손이 가는 음식만 있어도 임신부의 영양불균형을 상당히 해소할 수 있다.
주로 달콤하고, 칼로리와 영양이 풍부한 식재료가 좋다.
만드는 남편이 오히려 많이 먹어 비만이 될 수 있음을 주의해야 한다.

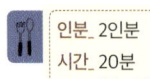
인분_ 2인분
시간_ 20분
(각 10분씩)

홍시&오렌지 판나코타

홍시&오렌지 판나코타는 생크림과 설탕, 홍시 또는 오렌지를 넣어 뭉근하게 끓이다가 마지막에 젤라틴을 넣어 차갑게 굳힌 달콤한 푸딩을 뜻한다.

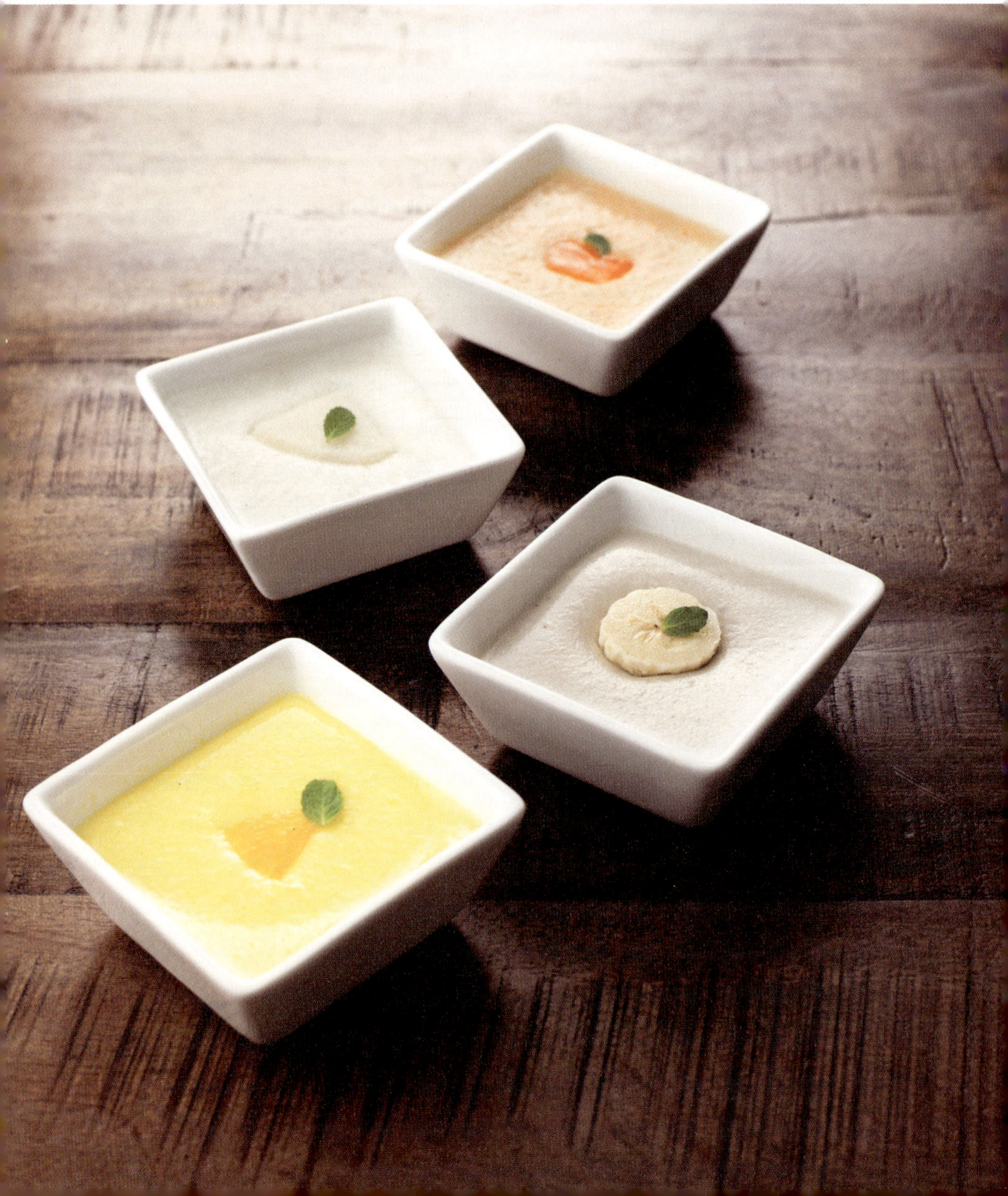

재료	홍시 냉동홍시(대봉) 1개, 우유 1컵, 생크림 3컵, 설탕 2큰술, 판젤라틴 4장
준비	오렌지 판나코다 오렌지 2개, 우유 1컵, 생크림 3컵, 설탕 2큰술, 판젤라틴 5장

홍시 판나코타

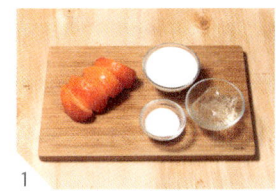
1

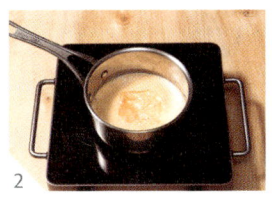
2

판젤라틴은 찬물에 녹여두고, 냉동홍시는 큼직하게 썰어서 우유와 함께 믹서에 곱게 갈아준다.

냄비에 분량의 생크림과 설탕을 넣고 설탕이 녹을 때까지 데운 다음, 갈은 홍시와 판젤라틴을 넣고 한번 끓였다가 그릇에 담아 냉장고에서 굳힌다.

오렌지 판나코다

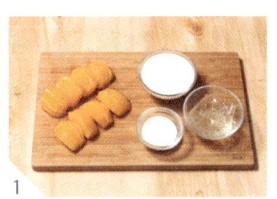
1

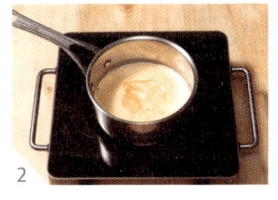
2

판젤라틴은 찬물에 녹여두고, 오렌지는 껍질을 벗기고 큼직하게 썰어서 우유와 함께 믹서에 곱게 갈아준다.

냄비에 분량의 생크림과 설탕을 넣고 설탕이 녹을 때까지 데운 다음, 갈은 오렌지와 판젤라틴을 넣고 한번 끓였다가 그릇에 담아 냉장고에서 굳힌다.

이건호 chef Tip

판젤라틴은 물에 불리면 무한정 녹는 무한 팽윤의 성질이 있고, 다시 온도가 낮아지면 굳는 성질을 가지고 있다. 과일은 자체에도 단맛이 함유되어 있으므로 기호에 따라 설탕을 줄여서 넣어도 좋다.

인분_ 2인분
시간_ 20분
(각 10분씩)

바나나&배 판나코타

바나나&배 판나코타는 생크림과 설탕, 바나나 또는 배를 넣어 뭉근하게 끓이다가 마지막에 젤라틴을 넣어 차갑게 굳힌 달콤한 푸딩을 뜻한다.

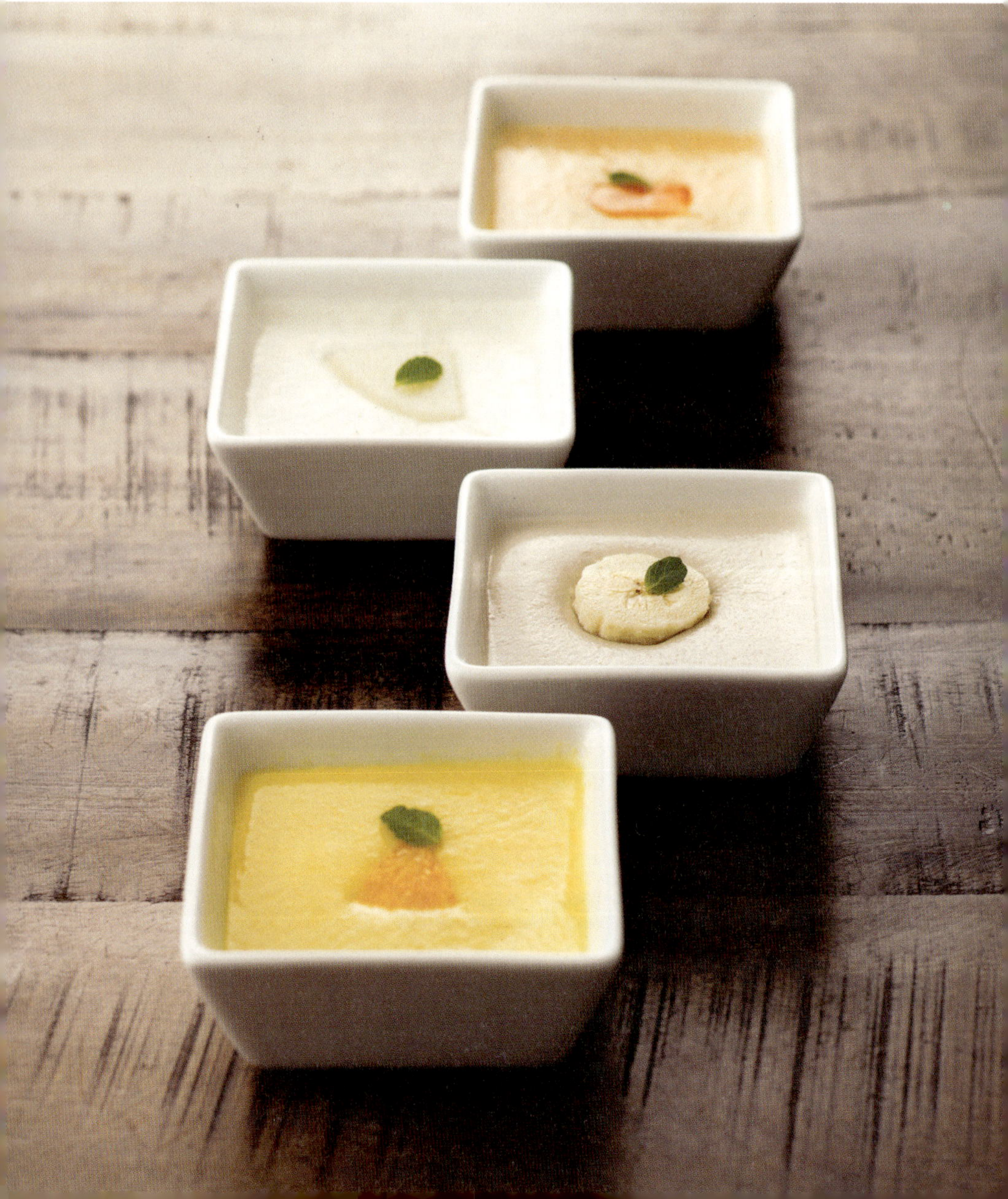

| 재료 준비 | **바나나 판나코타** 바나나 2개, 우유 1컵, 생크림 3컵, 설탕 2큰술, 판젤라틴 4장
배 판나코타 배 2개, 우유 1컵, 생크림 3컵, 설탕 2큰술, 판젤라틴 5장 |

바나나 판나코타

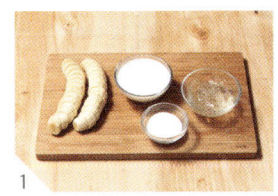
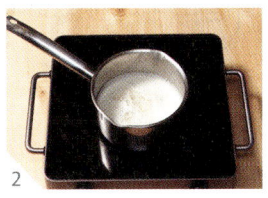

1. 판젤라틴은 찬물에 녹여두고, 바나나는 큼직하게 썰어서 우유와 함께 믹서에 곱게 갈아준다.

2. 냄비에 분량의 생크림과 설탕을 넣고 설탕이 녹을 때까지 데운 다음, 갈은 바나나와 판젤라틴을 넣고 한번 끓였다가 그릇에 담아 냉장고에서 굳힌다.

배 판나코타

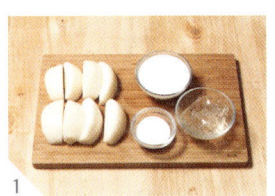
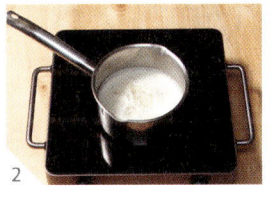

1. 판젤라틴은 찬물에 녹여두고, 배는 껍질을 벗기고 큼직하게 썰어서 우유와 함께 믹서에 곱게 갈아준다.

2. 냄비에 분량의 생크림과 설탕을 넣고 설탕이 녹을 때까지 데운 다음, 갈은 배와 판젤라틴을 넣고 한번 끓였다가 그릇에 담아 냉장고에서 굳힌다.

이건호 chef Tip

판젤라틴은 물에 불리면 무한정 녹는 무한 팽윤의 성질이 있고, 다시 온도가 낮아지면 굳는 성질을 가지고 있다.

인분_ 2인분
시간_ 7분

블루베리 소르베

블루베리의 상큼한 단 맛을 아삭하고 시원하게 즐길 수 있는 소르베.

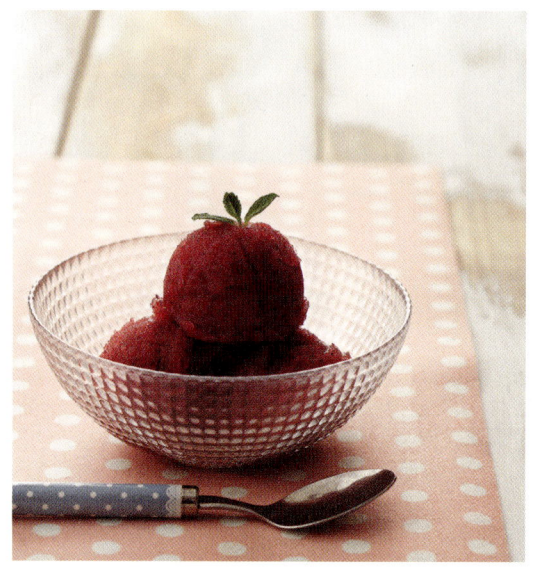

이건호 chef Tip

단맛은 기호에 따라 가감하여 맞춘다. 레몬즙을 약간 더해서 상큼하게 만들어도 좋다.
같은 맛 종류의 백년동안 흑초(블루베리)를 사용하면 더 좋다.

재료 준비 블루베리 600g, 설탕 2큰술 반, 물 1/2컵, 민트잎 1개

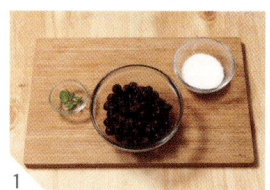

1
냉동 블루베리와 설탕을 준비한다.

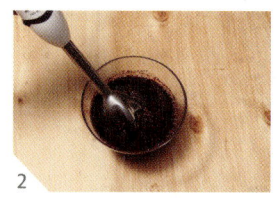

2
블루베리는 설탕, 물을 함께 넣고 핸드믹서(또는 믹서기)에서 곱게 갈아준다. 완성한 소르베액은 통에 담아 냉동실에서 얼려준다.

다크 초콜릿 무스

부드러운 식감으로 진한 다크 초콜릿의 풍미를 입안 가득 즐길 수 있는 초콜릿 무스.

인분_ 2인분
시간_ 25분

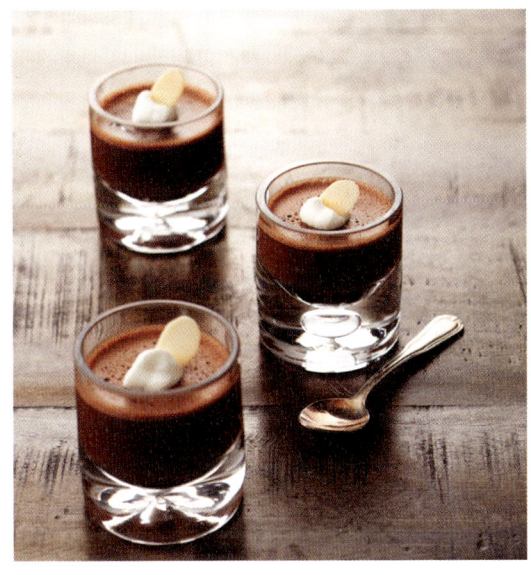

이건호 chef Tip

초콜릿 대신 코코아 가루 또는 초콜릿 가루를 같이 사용해도 좋으며, 럼이나 바닐라에센스 등을 넣어 독특한 향을 더해서 즐겨도 좋다.

재료 준비 다크초콜릿 300g, 젤라틴가루 3큰술, 설탕 2큰술, 달걀 노른자 2개, 휘핑크림 500g

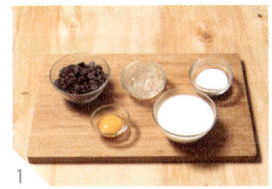

1
다크초콜릿, 설탕, 달걀 노른자, 휘핑크림을 준비하고 젤라틴가루는 따뜻한 물에 녹인다.

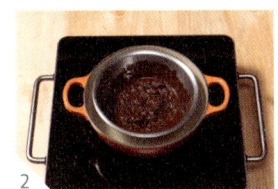

2
먼저 달걀 노른자에 설탕을 넣고 거품기로 쳐준다. 여기에 중탕으로 녹인 초콜릿을 넣고 빠르게 잘 섞어준다.

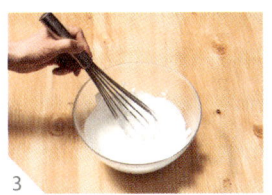

3
휘핑한 크림과 녹인 젤라틴, ②의 혼합물을 모두 섞어 유리잔에 담아 냉장에서 굳힌다.

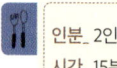
인분_ 2인분
시간_ 15분

호박고구마 아이스크림

삶으면 노란 빛이 도드라지는 호박 고구마의 구수하고 달콤한 맛을 살려 시원하게 즐기는 호박고구마 아이스크림.

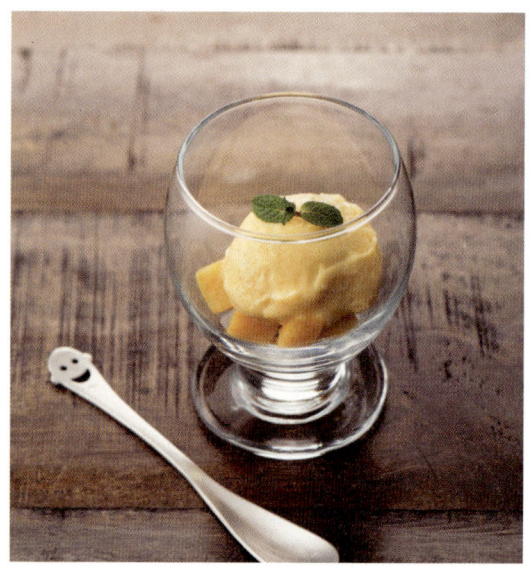

이건호 Chef Tip

아이스크림을 만들 때 약간의 소금을 넣으면, 소금으로 인해 어는점이 내려가서 더욱 단단하게 얼게 된다.

재료 준비 호박 고구마 1개 반(약 300g), 생크림 1컵, 우유 2컵, 설탕 1/2컵, 토핑용 고구마 약간, 소금 약간

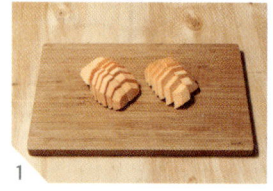

1

호박 고구마는 껍질을 제거하여 300g을 준비한다.(고구마는 미리 삶거나 구워서 넣기도 한다.)

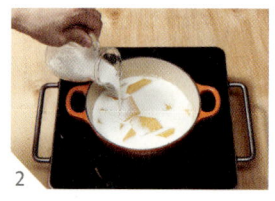

2

우유와 생크림, 설탕, 소금 약간과 호박고구마를 넣고 삶아서 걸쭉하게 만들어 곱게 갈아서 아이스크림 기계 또는 냉동실에서 얼려준다.

딸기 그라니타

싱싱한 딸기가 반짝이는 얼음 결정으로 변신. 부드럽고 시원한 단맛으로 입안을 개운하게 해준다.

인분 2인분
시간 10분
(얼리는 시간 제외)

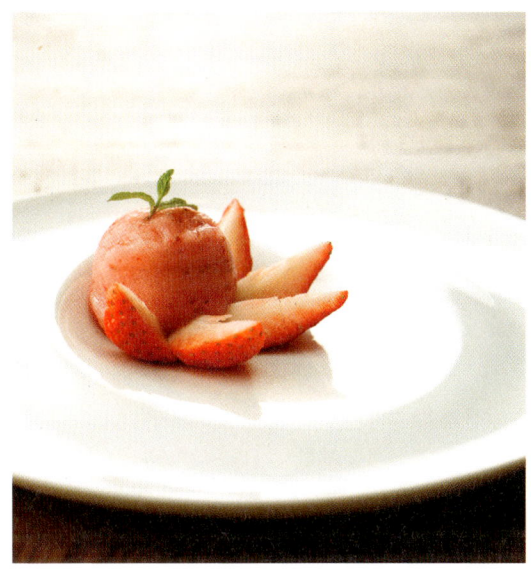

이건호 chef Tip

설탕시럽 대신 아가베시럽이나 다른 종류의 시럽이 사용가능하며, 단맛은 기호에 따라 가감 할 수 있다.

재료 딸기 300g, 설탕시럽 1/2컵, 레몬즙 1큰술, 민트 1잎
준비 **시럽** 설탕 1컵, 물 1컵

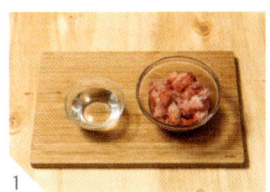

1

꼭지를 떼고 깨끗이 씻은 딸기와 레몬즙, 설탕시럽을 섞어 믹서에 넣어 갈아준다.

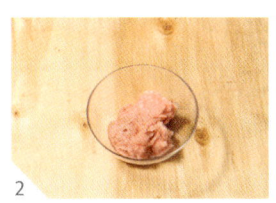

2

갈은 딸기 혼합물을 용기에 담아 얼린 뒤, 포크로 긁는다.(2~3번 반복한다.)

마더세이프전문상담센터는 임신부, 예비임신부 그리고 수유부에게 사용되는
약물, 방사선, 알코올, 흡연 등의 유해물질에 대한 정보를 제공하는 기관으로,
국제적인 기형유발물질정보서비스(Teratology Information Service)의 하나다.
전국에 부산, 광주, 대전, 대구, 울산을 포함한 5개의 거점지역센터가 있고,
보건복지부의 지원사업으로 진행되고 있다.
상담을 원하는 경우 ☎1588-7309(월~금, 오전 9:00~오후 5:00)로 전화하면 된다.
센터의 협조를 받아 2016년 1만건 이상의 임신부의 질문 중 약물 복용 등
가장 궁금해하는 부분을 수록한다.

Chapter 4
입덧, 그리고 약물 복용에 대한 궁금증

Part 1

입덧케어와 영양제 복용

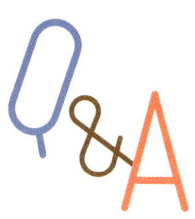

Q 임신 8주인데 입덧이 심해서 물도 잘 못 삼키고 잠도 잘 못 자는데 언제까지 갈까요?

A 입덧이 가장 심한 시기는 임신 9주경입니다. 보통 12주 정도 지나면 나아지기 시작해 15주경이면 90%정도는 호전됩니다. 하지만, 약 10%는 임신 내내 지속될 수 있습니다.

Q 입덧이 심해 영양제 복용이 어려운데 어떻게 해야 하나요?

A 입덧이 심한 경우 오심과 구토로 인해 영양제 복용이 쉽지 않습니다. 그리고 영양제에 포함된 철분은 입덧을 더 심하게 하고 변비를 유발하기도 합니다.
하지만, 영양제에는 기형을 예방할 수 있는 엽산 등이 포함되어 있어서 꼭 복용하는 것이 좋습니다.

한 연구는 입덧이 있지만 엽산이 포함된 영양제를 복용한 임신부군에서 복용하지 않은 군에 비교해 기형발생률이 낮음을 보고하고 있습니다.

따라서, 이런 상태에서 영양제를 잘 복용하기 위해서는 둘로 나누어서 아침과 저녁에 복용하면 더 쉽습니다. 임신초기에 입덧이 심하여 이렇게 하기도 어렵다면 엽산제만 단독으로 복용하는 것도 도움이 됩니다.

Q 입덧이 심해 잘 먹지 못하고 체중도 빠지는데 태아는 괜찮나요?

A 경증이나 중정도의 입덧이라면 태아가 건강하다는 신호일 수 있습니다. 어느 정도의 체중이 빠지는 경우에는 아기는 엄마로부터 영향을 받는데요. 하지만, 체중이 지나치게 빠지고 탈수가 심하다면 저체중아나 조산아를 출산할 가능성이 높아집니다.

Q 입덧으로 침이 입안에 많아지는데 삼켜야 하나요, 아니면 뱉어야 하나요?

A 침을 삼키는 경우 위가 팽창되어 입덧이 더 악화됩니

다. 따라서 뱉어 내고 입을 자주 헹구는 것이 도움이 됩니다. 침이 많은 원인은 위산과다와 관련될 수 있어서 제산제를 복용하면 도움이 될 수 있습니다.

Q 입덧이 있으면서 속쓰림이 심한데 어떻게 해야 하나요?

A 속쓰림은 입덧하고 상관없이도 임신 중에 자주 나타나 임신부를 괴롭히는 증상 중 하나입니다. 이때 액상으로 되어 있는 제산제나 라니티딘 같은 제산제가 태아에게 안전하면서도 증상을 해소하는데 도움이 됩니다.

Q 입덧이 심해 물을 삼키기도 힘든데 어떻게 해야 하나요?

A 우선 병원을 방문하여 탈수가 심하다면 수액을 주사 맞는 것이 가장 좋습니다. 하지만, 병원을 바로 방문할 수 없다면, 찬 음료를 마시거나, 아이스케이크, 얼음 조각, 슬러시, 스무디 그리고 스포츠드링크, 비타민 워터, 코코넛 워터를 마시는 것을 권장합니다.

Q 입덧치료제가 새로 나왔다는데 안전한가요?

A 최근 입덧 치료를 위해서 우리나라 식품의약품안전처에서 승인된 약은 디클렉틴으로 효과가 좋고 안전하여 북미에서는 3천만명이상의 임신부가 이미 사용해왔던 검증된 약입니다.
입덧이 주로 기형이 발생할 수 있는 임신 1기에 주로 겹쳐서 생기기 때문에 이 때 입덧 치료를 위해 이 약물 사용에 관해 우려를 할 수 있습니다. 하지만, 디클렉틴은 수십년에 걸쳐서 태아의 안전에 관한 수많은 연구가 이루어졌으나 기형발생과의 연관성은 나타나지 않았습니다. 그리고 2013년 미국식품의약품안전처(FDA)에서는 이 약물의 등급을 가장 안전하다는 A등급으로 고시했습니다. 이는 엽산제의 등급과 같습니다. 따라서 다른 식이나 라이프스타일의 변화로도 호전되지 않는 입덧의 경우 치료를 위해 1차약으로 추천되고 있습니다.

Part 2

임신·수유 중 약물 및 케미칼에 대한 궁금증

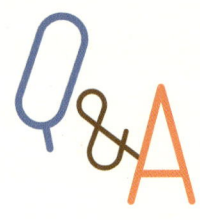

Q 임신 사실을 모르고 흉부 X-ray를 찍었는데 괜찮나요?

A 임신을 인식하지 못한 상태에서 X-ray에 노출되는 경우는 흔하게 발생합니다. 이때 임신부와 가족들의 걱정이 많습니다. 하지만, 진단 목적으로 사용되는 X-ray 노출은 50mSv미만으로 태아에 미치는 영향은 거의 없습니다. 한편, 태아 기형을 발생 시킬 수 있는 방사선양은 50mSv이상으로 알려져 있습니다.

신체부위와 종류별로 태아에 미치는 방사선양 흉부 X-ray 0.01mSv, 치과 X-ray 0mSv, 요추 X-ray 7.2mSv, 복부 CT촬영 8.0mSv, 복부혈관조영촬영 25mSv, 폐 스캔(핵의학검사) 0.3mSv, 뼈 스캔(핵의학검사) 6mSv입니다.

Q 비행기 탑승을 위해 검색대를 통과해야 되는데 태아에게 영향없나요?

A 비행기 탑승 전 승객용 검색대는 금속탐지기로 X-ray를 사용하지 않습니다. 이 금속탐지기에서 발생되는 저주파의 전자기장은 가정용 가전제품에서 발생하는 것과 비슷하며 태아에게 안전합니다.

Q 임신 중 생선회를 먹어도 되나요?

A 도다리, 민어, 송어 등 작은 생선은 가끔 먹어도 괜찮습니다.
하지만, 큰 생선은 피해야 합니다. FDA에서는 상어, 황새치, 고등어, 옥돔은 1주일에 30g미만으로 먹을 것을 권고하고 있습니다. 메틸수은이 먹이사슬에 의해 축적되기 때문입니다.

Q 임신인줄 모르고 감기약 복용했어요.

A 임신초기에 면역력이 떨어지면서 감기에 자주 걸릴 수

있습니다. 따라서 종합 감기약 등을 임신인지 모르고 복용하는 경우가 많습니다. 이때 태아에 대한 걱정을 많이 하시는데요. 감기약에는 아세트아미노펜, 카페인 등 다양한 성분이 포함되어 있습니다. 하지만 다행히 이들 성분들은 태아기형을 유발하지 않습니다.

Q 임신 중인데 독감예방접종해도 되나요?

A 독감(인플루엔자)에 감염되는 경우 고열, 두통, 기침 등 다양한 증상이 나타납니다. 특히 고열은 태아의 신경손상과 관련될 수 있습니다. 따라서 독감예방접종을 하는 것이 좋습니다. 독감접종은 태아에게 안전하며 임신시기에 상관없이 접종을 권장하고 있습니다.

Q 임신인 줄 모르고 피임약을 복용했어요.

A 임신인 줄 모르고 피임을 위해서 응급피임약 등 경구용 피임약을 복용하는 경우를 많이 봅니다. 피임약은 미국 FDA X등급이어서 사실 임산부들께서 많이 불안해하고

실제 임신중절로 이어지기도 합니다. 하지만, 이 약은 9~11주 경에 노출될 때만 1%정도에서 태아의 성기이상을 유발합니다. 따라서 노출된 주수를 잘 따져 볼 필요가 있습니다. 사후피임약의 경우도 위험도는 비슷합니다.

Q 임신인지 모르고 풍진예방접종을 했어요.

A 임신초기에 적지 않은 임신부들이 임신을 계획하면서 임신 된지 모르고 풍진예방접종을 하게 됩니다. 미국질병예방국에 의하면 풍진예방접종은 생백신이어서 이론적인 태아위험을 가지고 있습니다. 접종 후 1개월간 피임을 권합니다. 하지만, 연구에 의하면 임신초기에 접종한 경우라도 실제 선천성 풍진증후군이 발생한 경우는 없어서 이로 인한 인공임신중절은 정당화될 수 없다고 밝히고 있습니다.

Q 임신을 준비하고 있는데 엽산제 어떻게 복용해야 하나요?

A 엽산제는 무뇌아 같은 선천성 기형을 예방하는 것으로

잘 알려져 있습니다. 하지만, 많은 임신부들이 임신을 알고 나서야 복용하고 있습니다. 이때는 이미 임신 5~6주정도 되고 이미 신경관이 형성된 후입니다. 따라서, 이러한 기형을 예방하기 위해서는 임신 6주전부터는 최소 400mg이상을 복용을 권장하고 있습니다. 이때 엽산제 단독 보다는 임신부 전용 종합비타민을 복용하는 것이 임신부와 태아를 위해서 더 도움이 됩니다.

Q 임신 중 갑상선저하증이 있는데 어떻게 해야 하나요?

A 엄마가 갑상선저하증이 있는 경우 태아의 지능발달에 부정적 영향을 미칩니다. 따라서, 임신초기에 갑상선검사를 하여 갑상선 상태를 파악해 보아야 합니다. 만약 갑상선기능저하증이 있다면 갑상선호르몬을 반드시 복용해야 합니다.

Q 임신 중 술 한잔도 안 되나요?

A 임신 중 술을 마시게 되는 경우는 임신인지 모른 상태

에서 입니다. 우리나라 여성의 80%정도가 음주를 하기 때문에 계획되지 않은 임신이라면 임신인지 모르고 술을 마시는 상황이 생길 수밖에 없습니다. 하지만 어떤 임신부는 임신 중임에도 임신초기에 입덧도 있고 속이 더부룩하고 소화가 잘되지 않는다고 소화제를 복용하기 보다는 맥주 한잔씩 하신다는 분도 있습니다.

과거 유럽에서는 와인한잔 정도는 괜찮다고 했습니다. 하지만, 임신중 음주를 하는 경우에 출산시 기형이 발생하지는 않아도 아이들의 학령기에 학습능력이 떨어지고 ADHD(주의력결핍 및 과잉행동장애)가 더 많이 발생한다는 것이 알려지면서 이제는 유럽에서도 임신부는 술 한 잔도 안 되는 절대금주로 바뀌었습니다.

Q 임신 중 남편의 흡연은 태아에게 괜찮나요?

A 우리나라 흡연 임신부는 대략 5%정도는 되는 것 같습니다. 이들 흡연 임신부의 대부분은 임신 알고 금연을 합니다. 하지만, 일부는 흡연의 중독성이 심해서 금연을 하지 못한 경우도 있습니다.

흡연 시에 니코틴, 카드뮴, 벤젠 등 약 4천여가지의 화학물질에 노출될 수 있습니다. 따라서, 임신부의 건강에도 좋지 않을 뿐만 아니라 태아의 건강에도 좋지 않습니다.

태아의 저체중증, 조산, 그리고 언청이 같은 기형이 유발될 수 있습니다. 그리고 자폐나 ADHD와 관련될 수 있습니다. 남편이 흡연하는 경우 간접흡연에 노출될 수 있수 있습니다. 임신부 옆에서 피우면 간접흡연이 됩니다. 이러한 간접흡연도 태아의 체중저하와 관련되고 ADHD와 관련될 수 있습니다.

실제 한 연구에 의하면 임신부의 간접흡연시 ADHD가 16%증가되고 동시에 음주를 하는 경우 ADHD가 58% 증가하는 것으로 나타났습니다. 한편 대부분의 남편들이 밖에서 피우고 집에 들어오는 것은 괜찮지 않을까 생각하는데, 이런 3차 노출도 옷 등에는 태아에게 해로운 물질들이 남아있어 안전하지 못합니다.

결과적으로는 이런 물질들이 임신부의 흡수경로를 통해서 결국 유해물질에 민감한 태아에게 넘어가 부정적 영향을 미칠 가능성이 있으므로, 남편은 임신 중에 금연을 하는 것이 좋습니다.

*Psychiatry Res. 2015 Jan 30;225(1-2):164-8. doi: 10.1016/j.psychres.2014.11.009. Epub 2014 Nov 13. The effects of prenatal exposure to alcohol and environmental tobacco smoke on risk for ADHD: a large population-based study

Q 모유 수유 중인데 감기약 복용해도 되나요?

A 모유 수유부는 가능하면 약을 복용하지 않는 것이 좋습니다. 하지만, 치료가 필요한 경우는 약을 복용하는 것이 좋습니다.
실제로 감기약을 포함한 대부분의 약들은 엄마가 복용한 량의 1~2%정도만 수유아에게 모유를 통해서 전달되어 안전합니다.

Q 모유 수유 중 음주는 괜찮나요?

A 모유는 아기를 위해서는 하얀 피라고 할 정도로 중요합니다. 모유 수유의 장점은 영양적, 면역학적, 정서적, 그리고 친환경적이라는 것입니다. 하지만, 엄마가 음주 후 바로 수유를 하는 경우 모유를 통해서 아기에게 알코올이 바로 전달되어 아기에게 좋지 않은 영향을 미칠 수 있습니다. 술 한잔의 양이 다를 수 있지만 보통은 술 한잔 마시는 경우 2시간 지나서 수유를 하는 경우 모유에 알코올은 없습니다. 그래서 술 한잔에 2시간, 소주 한 병은 7잔 기준으로 14시간 후에 수유 가능하다고 보

면 되겠습니다. 현명한 엄마라면, 미리 유축 후 술 한잔 하여 기분 전환하기를 권장합니다.

Q 다이어트약 복용 중 임신 확인되었네요, 태아는 괜찮을까요?

A 다이어트약에는 푸로작, 펜터민, 아미노필린 등의 다양한 약물을 포함하고 있습니다. 일반적으로 이런 약물들은 임신 초기에 태아의 기형발생과 직접 관련되지는 않습니다. 하지만, 다이어트로 인한 엽산 결핍은 무뇌아 등 선천적 기형을 유발할 수 있어 각별한 주의가 필요합니다.

Q 임신 중 허리 아픈데 파스 붙여도 되나요?

A 임신 중 허리 통증은 배가 나오면서 심해지는데요, 계속 앉아서 일을 하거나 교사나 판매원처럼 오래 서있는 직업을 가진 경우 허리통증을 더욱 많이 호소합니다. 파스에는 일반적으로 소염진통제인 케토펜 등이 들어 있어서 태아에게 동맥관폐쇄를 유발할 수 있습니다. 임신 28

주 이후에 사용 하지 않는 것이 좋습니다. 대신에 충분한 휴식을 취하고, 잘 때는 옆으로 누워서 잔다든지 베개를 다리 밑에 두고 자면 도움이 되고 너무 뜨겁지 않게 따뜻한 수건으로 찜질하는 것도 도움이 됩니다.

Q 임신 중 안약(점안액) 사용 해도 되나요?

A 안약에는 생리식염수에 소염진통제, 항생제, 코르티코스테로이드 등이 포함되어 있습니다. 하지만, 이들 안약의 성분들은 전신 흡수가 매우 적어서 태아에게 영향을 미칠 가능성은 적어 보입니다.

Q 임신 중에 얼굴에 아토피가 심해졌는데요. 스테로이드가 함유된 연고를 발라도 괜찮을까요?

A 코르티코스테로이드는 전신적으로 사용하는 경우 언청이 등의 위험을 약간 증가시킬 수 있지만 국소적으로 사용하는 경우 기형을 일으킬 가능성은 거의 없습니다.

Q 임신 중 질내 칸디다증이 발생했는데 항진균제 치료 가능한가요?

A 칸디다증으로 질염이 진단되는 경우 클로트리마졸을 질정으로 사용하면 효과적으로 치료가 가능하며 전신 흡수가 적고 태아 기형을 유발하지 않는 것으로 알려져 있습니다.

Q 임신 중 발에 무좀이 심해졌는데 치료 할 수 있나요?

A 무좀은 주로 백선균에 의해 유발 되며 쉽게 치료 되지 않습니다. 따라서 관리가 중요하며 발을 잘 씻고 충분히 잘 말리고 통풍을 시켜주는 것이 중요합니다.
약물치료로는 국소적으로 클로트리마졸, 케토코나졸 등의 아졸계 약물로 하루 1~2회정도 병변 및 주변까지 잘 발라주고 2~3주간 지속하는 것이 좋습니다. 만약 국소적 치료에 반응하지 않거나, 면역이 억제되어 있고, 피부로 확산된다면 경구로 위 아졸계 약물을 사용할 수 있습니다. 이 약물들은 태아기형과 관련되지 않습니다.

Part 3

임신 중 앓는 만성질환과 약물복용

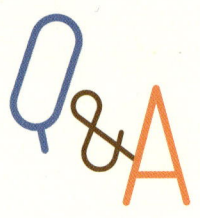

Q 공황장애로 신경안정제 복용 중인데 약물이 태아에 어떤 영향을 주나요?

A 공황장애는 특별한 이유 없이 예상치 못하게 나타나는 극단적인 불안장애로 공황발작을 일으켜 심장이 터지도록 빨리 뛰거나 가슴이 답답하고 땀이 많아지고 죽을 것 같은 증상을 동반합니다.

만약 치료하지 않는 경우 저체중아와 조산 위험이 2배 정도 증가합니다. 따라서, 필요 시 약물치료가 필요하며 알프라졸람, 클로나제팜을 사용할 수 있습니다. 이들 약물이 기형발생을 증가 시킨다는 보고는 없지만, 출산 시 태어난 아기에서 금단증상으로 젖을 잘 빨지 않는다거나 떠는 증상 등이 나타날 수 있습니다.

Q 우울증으로 약물 복용 중인데 태아에 어떤 위험을 가질 수 있나요? 그리고, 임신 중 복용 가능한가요?

A 우울증은 슬픔의 감정이 지속적이고 즐거움 또는 행복감을 가질 수 없는 것이 주 증상입니다. 또한, 불안증세, 안절부절, 집중력저하 등이 동반됩니다. 임신 시 우울증을 치료하지 않는 경우 재발할 가능성이 높으며 자연유산, 조산, 저체중아 출산이 높아집니다. 따라서, 임의로 약을 중단하면 안 되며 적극적인 약물 치료가 필요합니다. 주로는 SSRIs계 약물이 효과적인 약물로 알려져 있습니다. 우울증 치료를 위해 사용되는 약물로는 푸로작, 파록세틴, 써트랄린, 에스시탈로프람 등이 포함됩니다. 이들 약물 중 파록세틴은 심실중격결손증 같은 심장기형률을 높일 수 있어서 임신 중기에 정밀초음파 검사가 필요합니다. 또한, 신생아의 지속성 폐성고혈압 발생 증가와 관련될 수 있어서 신생아 집중치료실이 있는 병원에서 출산을 권장합니다. 그리고 임신 말기에 이들 약물에 노출되는 경우 출산 후 모유 수유를 적극적으로 함으로써 신생아에서 나타나는 금단증상을 최소화 할 수 있습니다.

Q 당뇨병이 있는데 임신해서 건강한 아이를 낳고 싶어요. 어떻게 해야 하나요?

A 당뇨병이 있어서 혈당 조절이 잘되지 않는 경우 기형아 발생률이 10%정도까지 높아집니다. 포함된 기형은 심장기형, 척추이분증, 골격계기형, 요로생식기계기형들입니다.

임신하기 전부터 혈당조절이 필요한데요, 이때 당화혈색소(Hemoglobin A1c) 수준을 저혈당이 되지 않는 상태로 최대한 낮추어 7%미만으로 유지하는 것이 좋습니다. 당뇨병이 있는 여성들의 경우 반드시 엽산을 하루에 5mg이상 고용량을 임신 3개월전부터 임신 후 3개월까지 복용을 권장합니다. 그리고 혈당 강하 약물들로는 인슐린은 태반을 통과하지 않아 태아에게 안전하며, 메포르민 등 경구용 혈당강하제도 태아에 비교적 안전한 것으로 알려져 있지만, 아직 연구가 충분하지 않아 임신 중 적극 권장되고 있지는 않습니다.

Q 고혈압 약을 복용 중인데 태아에게 위험한 약물이 있다는데 어떤 약인가요?

A 임신부의 고혈압은 임신부와 태아 모두에게 위험을 초래할 수 있어서 임신부에게는 모성사망, 뇌졸증, 심부전 그리고 태아에게는 저체중증, 조산, 자궁내태아사망을 유발할 수 있습니다.

따라서, 적절한 고혈압 관리가 필요합니다. 하지만, 고혈압 약물 중 안지오텐진전환효소저해제(Captopril, enalapril, lisinipril)나 안지오텐진수용체차단제(valsartan, losartan)들은 임신 12주 이내는 태아에 영향을 미치지 않지만, 임신 12주 이후에는 양수과소증, 무뇨증, 폐발육부전, 두개왜소증, 태아사망을 일으킬 수 있습니다. 따라서, 이런 약물들은 중단하고 보다 안전한 니페디핀 같은 칼슘통로차단제등이 추천됩니다.

Q 임신 초기에 갑상선검사에서 갑상선기능저하증으로 나왔는데 치료 안 받으면 어떤가요?

A 갑상선기능저하 시 태아에 미치는 영향은 저체중아, 미숙아, 지능저하를 일으킬 수 있습니다. 따라서, 반드시 갑상선 호르몬인 타이록신으로 치료 하여야 합니다.

Q 임신 중 비염이 심해 졌는데 치료 어떻게 하나요?

A 비염의 기본 치료는 원인이 되는 꽃가루 등의 회피를 위해 외출 시 마스크를 쓰거나 집먼지, 진드기, 곰팡이가 많은 카페트, 소파, 커튼을 청결하게 하고 침구류를 자주 햇볕에 말려 소독하는 것이 좋습니다. 약물요법으로는 흡입성 스테로이드(플루티카손, 부데소니드 등)와 항히스타민제인 세티리진, 로라타딘을 안전하게 사용할 수 있습니다.

Part 4

예비임신부와
예방접종

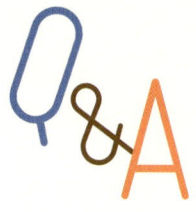

Q 예비임신부를 위한 예방접종은 어떤 것이 있나요?

A MMR, 수두, 인유두종 바이러스, B형간염, 독감, Tdap

- **MMR** 가임기의 모든 여성은 풍진의 면역여부를 스크린 해야 한다. 예방접종을 받지 않았거나 면역이 되어 있지 않는 여성들에게 제공되어야 한다. 여성들은 예방접종 후 1개월 동안 임신하지 말아야 한다. 이 예방접종은 홍역, 유행성이하선염, 그리고 풍진에 대한 면역을 제공한다.

- **수두(varicella)** 수두의 면역이 확인되지 않은 모든 가임기의 비임신 여성은 임신 전에 수두 예방접종을 받아야 한다.

- **인유두종 바이러스(HPV)** 가임기의 여성들은 자궁경부암검사(Pap smear)와 함께 HPV 감염여부를 스크린 받아야 한다. HPV에 의한 암과 자궁경부 이상의 위험을 감소시키기 위해 HPV 예방접종을 받아야 한다. 예방접종을 통해 HPV에 의한 자궁경부의 손상을 막을 수 있다.

- **B형간염** 과거에 예방접종을 하지 않았던 모든 고위험군 여성은 임신 전에 B형간염 예방접종을 받아야 한다. 한편, 만성 보균자인 여성은 밀착접촉에 의한 전파를 막고 아기에게 수직감염을 예방하기 위한 방법들을 알려주어야 한다..
- **독감(Influenza)** 독감 예방접종은 독감시즌 동안 임신을 계획하는 여성들에게 추천된다. 또한, 독감에 의한 합병증을 가질 수 있는 고위험군으로 심폐질환, 대사질환이 있는 여성들에게 독감시즌이 시작되기 전에 추천된다.
- **Tdap** 가임여성은 테타누스 독소(tetanus toxoid)을 위해 업데이트 해야 한다. 이유는 간접면역이 신생아의 테타누스 감염을 예방한다. Tdap백신은 임신을 할 여성들과 출산직후 신생아에서 백일해의 합병증을 피하기 위함.

Q 건강한 임신을 위해서 배우자는 어떤 노력을 해야 하나요?

A 임신은 여성의 노력뿐만 아니라 그 파트너인 남성의 노력도 매우 중요합니다. 남성의 유해물질노출로 음주, 흡연, 약물과 직장 내 노출은 성기능과 정자에 영향을 주어 수정능력에 문제를 일으켜 난임의 원인일 뿐만 아니라 자연유산의 원인이 될 수 있습니다.

Q 배우자가 엽산제를 복용하는 것이 도움이 되나요?

A 엽산이 부족하면 정자 수가 감소하여 불임의 원인이 되며 정자의 염색체에도 이상이 생길 수 있어서 자연유산이나 다운증후군 발생가능성도 높아질 수 있습니다.

Q 배우자는 어떤 검사를 받아야 하나요?

A •**필수검사** 남성의 경우에도 여성의 임신 전 검사와 마찬가지로 혈액검사, 소변검사, 매독 혈청 및 AIDS검사, 간염 및 간 기능검사, 흉부 엑스선(결핵검사) 등

•**추가검사** 과거 요도염 병력이 있는 경우에는 임균검사 및 임신 가능성을 알아보는 정액검사.